河北省科普专项项目编号:22557726K

胃肠疾病医患共防共治

主　编　张占学　王占文

吉林科学技术出版社

·长春·

图书在版编目（CIP）数据

胃肠疾病医患共防共治 / 张占学, 王占文主编 .—
长春 : 吉林科学技术出版社 , 2023.6
ISBN 978-7-5744-0576-9

Ⅰ.①胃… Ⅱ.①张… ②王… Ⅲ.
①胃肠病—防治 Ⅳ.① R573

中国国家版本图书馆 CIP 数据核字（2023）第 113683 号

胃肠疾病医患共防共治

主　　编　张占学　王占文
出 版 人　宛　霞
责任编辑　韩铭鑫
封面设计　石家庄健康之路文化传播有限公司
制　　版　石家庄健康之路文化传播有限公司
幅面尺寸　170mm×240mm
开　　本　16
字　　数　215 千字
印　　张　11.25
印　　数　1–1500 册
版　　次　2023 年 6 月第 1 版
印　　次　2024 年 2 月第 1 次印刷

出　　版　吉林科学技术出版社
发　　行　吉林科学技术出版社
地　　址　长春市福祉大路5788号
邮　　编　130118
发行部电话/传真　0431-81629529 81629530 81629531
　　　　　　　　　　81629532 81629533 81629534
储运部电话　0431-86059116
编辑部电话　0431-81629518
印　　刷　三河市嵩川印刷有限公司

书　　号　ISBN 978-7-5744-0576-9
定　　价　88.00元

编 委 会

编者及单位

张占学（河北医科大学第二医院）

王占文（石家庄市第二医院）

邱少凡（河北医科大学第二医院）

张海强（河北医科大学第二医院）

李　忠（石家庄市人民医院）

王灿锋（齐河县人民医院）

王二磊（雄县医院）

王吉哲（中国人民解放军联勤保障部队第 980 医院）

王丽亭（河北省老年病医院）

吴昱朋（唐山市工人医院）

张　伦（河北省深州市医院）

张全超（河北省儿童医院）

郭坤鹏（开封市中心医院）

第一主编简介

张占学,男,51岁,医学博士,胃肠外科副主任,主任医师,教授,硕士研究生导师,现就职于河北医科大学第二医院。担任河北医科大学国际教育学位评定委员会委员、中国PPS保肛联盟副理事长、河北省医师协会上消化道外科组组长、河北省健康学会消化道肿瘤综合诊治分会副主任委员、河北医学会外科分会秘书、河北省医师协会外科分会秘书、河北省医师协会肿 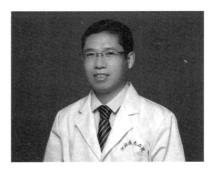 瘤分会常务委员、河北省预防医学会胃癌专业委员会常务委员、河北省预防医学会肥胖与代谢病专业委员会常务委员、河北省医师协会腹腔镜内镜学组委员、河北省中西医结合学会外科学分会委员、河北省抗癌协会胃癌专业委员会委员、河北省肿瘤防治联合会间质瘤专业委员会委员。在中华临床医师杂志以及中华实验外科杂志、河北医科大学学报担任审稿专家。

第二主编简介

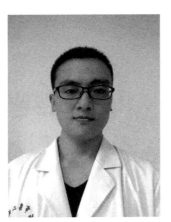 王占文,男,33岁,中共党员,硕士研究生,普通外科专业,主治医师,2018年参加工作,现就职于石家庄市第二医院。担任河北省预防医学会肥胖症防治专业委员会委员、石家庄市医学会普通外科委员会委员、石家庄市医学会胸外科微创专业委员会委员。在《中华胃肠外科》《中华实验外科》《河北医药》《中国临床医师》《中华微创外科》发表论文,共计6篇。

前　言

　　胃肠疾病在人们日常生活中经常发生,而精神和心理活动对胃肠功能的影响举足轻重。现代医学认为,胃肠疾病为身、心疾病,也是人们日常生活中的常见病、多发病。为使读者掌握胃肠疾病自我防治的知识,能通过应用药物、调整饮食、调节生活方式、调整心态等疗法,达到防治胃肠疾病的目的,作者编写了《胃肠疾病医患共防共治》一书。本书旨在指导患者,在哪些情况下必须去医院进行治疗、做什么治疗及如何配合医师进行治疗,以免造成病情延误,给患者带来不必要的痛苦。

　　本书介绍了胃肠疾病的常见症状、病因、常用检查方法、饮食,介绍了食管疾病、胃疾病、消化道大出血、十二指肠疾病、小肠疾病、阑尾疾病、结肠直肠疾病、肛门疾病、胃肠其他常见疾病和胃肠疾病的常用药物等知识。本书文字通俗易懂,实用性强,方法简便实用,适合胃肠疾病患者阅读,可帮助读者进行胃肠疾病自我防治。

　　在编写过程中,由于编者水平有限,时间仓促,书中疏漏之处在所难免,恳请广大读者提出宝贵意见。

目　　录

第一章　胃肠疾病的常见症状 ……………………………………………… 1

第二章　胃肠疾病的病因 …………………………………………………… 9

第三章　胃肠疾病的常用检查方法 ……………………………………… 12

第四章　胃肠疾病患者的饮食 …………………………………………… 21

第五章　**食管疾病** ………………………………………………………… 23

    第一节　胃食管反流病 ………………………………………………… 23

    第二节　贲门失弛缓症 ………………………………………………… 28

    第三节　食管裂孔疝 …………………………………………………… 34

    第四节　功能性食管病 ………………………………………………… 37

    第五节　食管癌 ………………………………………………………… 39

第六章　**胃疾病** …………………………………………………………… 44

    第一节　急性胃炎 ……………………………………………………… 44

    第二节　慢性胃炎 ……………………………………………………… 47

    第三节　其他特殊原因胃炎 …………………………………………… 52

    第四节　消化性溃疡 …………………………………………………… 54

    第五节　胃肠道功能紊乱 ……………………………………………… 63

    第六节　胃癌 …………………………………………………………… 66

第七章　**消化道大出血** …………………………………………………… 71

    第一节　上消化道大出血 ……………………………………………… 71

    第二节　下消化道大出血 ……………………………………………… 75

第八章　**十二指肠疾病** …………………………………………………… 78

    第一节　十二指肠炎 …………………………………………………… 78

    第二节　十二指肠溃疡 ………………………………………………… 81

第三节 十二指肠良性肿瘤 ·············· 83

第四节 十二指肠恶性肿瘤 ·············· 86

第九章 小肠疾病 ·············· 88

第一节 急性坏死性小肠结肠炎 ·············· 88

第二节 肠结核 ·············· 90

第三节 肠梗阻 ·············· 92

第四节 小肠肿瘤 ·············· 98

第十章 阑尾疾病 ·············· 102

第一节 急性阑尾炎 ·············· 102

第二节 慢性阑尾炎 ·············· 108

第十一章 结肠直肠疾病 ·············· 111

第一节 肠息肉病 ·············· 111

第二节 溃疡性结肠炎 ·············· 118

第三节 先天性巨结肠症 ·············· 122

第四节 结肠癌 ·············· 125

第五节 直肠炎 ·············· 136

第六节 直肠脱垂 ·············· 138

第七节 直肠癌 ·············· 140

第十二章 肛门疾病 ·············· 143

第一节 痔 ·············· 143

第二节 肛裂 ·············· 146

第三节 肛门瘙痒症 ·············· 149

第十三章 胃肠其他常见疾病 ·············· 151

第十四章 胃肠疾病的常用药物 ·············· 166

第一章

胃肠疾病的常见症状

1. 什么是腹痛？

腹痛是指由于各种原因引起的腹腔内外脏器的病变，而表现为腹部的疼痛。腹痛可分为急性与慢性两类。病因极为复杂，包括炎症、肿瘤、出血、梗阻、穿孔、创伤及功能障碍等。

2. 腹痛常见原因有哪些？

（1）腹腔脏器的病变

1）炎症：急性胃炎、急性肠炎、胆囊炎、胰腺炎、阑尾炎和腹膜炎等。

2）穿孔和破裂：胃穿孔、肠穿孔、胆囊穿孔等，异位妊娠破裂、卵巢囊肿破裂、脾破裂、肝癌结节破裂等。

3）阻塞和扭转：肠梗阻、胆道结石梗阻、胆道蛔虫病、输尿管结石梗阻、急性胃扭转、大网膜扭转及卵巢囊肿扭转等。

4）血管病变：肠系膜动脉血栓形成、腹主动脉瘤、脾梗死、肾梗死等。

5）其他：肠痉挛、急性胃扩张、痛经等。

（2）腹外脏器与全身性疾病

1）胸部疾病：急性心肌梗死、急性心包炎、大叶性肺炎、胸膜炎、带状疱疹等。

2）超敏反应性疾病：腹型紫癜症、腹型风湿热等。

3）中毒及代谢性疾病：铅中毒、血紫质症等。

4）神经精神系统疾病：腹型癫痫、神经症等。

3. 腹痛有哪些临床意义？

（1）腹痛的程度：在一定意义上反映了病情的轻重。一般而言，胃肠穿孔、肝脾破裂、急性胰腺炎、胆绞痛、肾绞痛等疼痛症状多较剧烈，而消化性溃疡、肠系膜淋巴结炎等疼痛症状相对轻缓。不过疼痛的感觉因人而异，特别是老年人有时感觉迟钝。剧烈的腹痛多被患者描述为刀割样痛、绞痛，而较缓和的腹痛则可能为酸痛、胀痛，胆道蛔虫病患者的疼痛常为钻顶样痛，有助于诊断。

（2）伴随的症状：腹痛的伴随症状在鉴别诊断中甚为重要。伴发热的提示为炎症性病变，伴吐泻的常为食物中毒或胃肠炎，仅伴腹泻的为肠道感染；仅伴呕吐可能为胃肠梗阻、胰腺炎等，伴黄疸的提示胆道疾病，伴便血的可能是肠套叠、肠系膜血栓形成，伴血尿的可能是输尿管结石，伴腹胀的可能为肠梗阻，伴休克的多为内脏破裂出血、胃肠道穿孔并发腹膜炎等等。例如上腹痛伴发热、咳嗽等则需考虑有肺炎的可能，上腹痛伴心律失常、血压下降的则注意下壁心肌梗死。

4. 什么叫恶心和呕吐？

（1）恶心：恶心是一种可以引起呕吐冲动的胃内不适感，常为呕吐的前驱感觉，但也可单独出现，常伴有头晕、流涎、脉搏缓慢、血压降低等迷走神经兴奋症状。

（2）呕吐：呕吐是指胃内容物或一部分小肠内容物通过食管逆流出口腔的一种复杂的反射动作，呕吐可将有害物质从胃排出而起保护作用，但持久而剧烈的呕吐可引起水电解质紊乱和酸碱平衡失调。呕吐一般分为反射性、中枢性、前庭障碍性、神经性四大类。

5. 恶心和呕吐有哪些常见原因？

（1）反射性呕吐

1）消化系统：咽部刺激（如人为的刺激）、急性胃肠炎、消化性溃疡活动期、急性胃肠穿孔、幽门梗阻、上消化道大出血、急性胃扩张、胃扭转、急性阑尾炎、肠梗阻、急性出血坏死性肠炎、急慢性肝炎、肝硬化晚期、急慢性胆囊炎、胆道蛔虫病、急性胰腺炎、急性腹膜炎等。

2）其他系统：输尿管结石、急性肾盂肾炎、急性盆腔炎、异位妊娠破裂等；心肌梗死、充血性心力衰竭等；青光眼、屈光不正等。

（2）中枢性呕吐

1）神经系统：偏头痛、脑膜炎、脑出血、脑栓塞、高血压脑病、脑肿瘤、脑震荡、颅内血肿、癫痫持续状态等；中枢神经系统感染性疾病如病毒、立克次体、细菌、螺旋体或寄生虫感染。

2）内分泌与代谢紊乱：妇女早期妊娠、尿毒症、肝性脑病、低血糖症、糖尿病酮症、代谢性酸碱平衡失调、甲亢危象、肾上腺皮质功能减退、休克、急性溶血、中暑、高热等。

3）药物和中毒：如阿朴吗啡、雌激素与避孕药、某些抗生素和各种化疗药物等。乙醇、铅、砷、砒、苯、苯胺、一氧化碳、有机磷中毒等。

（3）前庭障碍性：内耳炎、梅尼埃病、晕动病。

（4）神经性：心理性疾病、癔症。

6. 恶心和呕吐有哪些临床意义？

（1）呕吐的特点：晨间呕吐在育龄女性上应考虑早孕反应，有时也见于尿毒症或慢性酒精中毒。有些鼻窦炎因分泌物刺激咽部，或慢性咽炎患者也有晨起恶心和干呕。夜间呕吐多见于幽门梗阻。一般呕吐常先有明显恶心，然后出现呕吐。但神经性呕吐可不伴有恶心或仅有轻微恶心。高血压脑病或颅内病变引起颅内压增高时，也常常没有恶心而突然出现喷射状呕吐。

（2）呕吐物的性质：幽门梗阻的呕吐物含有隔餐或隔日食物，有腐醛酸臭气味。呕吐物中含有多量黄色苦味胆汁，多见于频繁剧烈呕吐或十二指肠乳头以下的肠梗阻。大量呕吐多见于幽门梗阻或急性胃扩张，一次呕吐可超过1000mL。呕吐物有大便臭味的可能是低位肠梗阻。呕吐大量酸性胃液多见于高酸性胃炎、活动期十二指肠溃疡或胃泌素瘤。呕吐物呈咖啡样或鲜红色，考虑上消化道出血。

（3）呕吐伴随其他症状

1）呕吐伴有腹痛：首先应考虑急腹症。腹痛在呕吐之后暂时缓解，可能是消化性溃疡、急性胃炎或高位肠梗阻；但在胆囊炎、胆石症、胆道蛔虫病、急性胰腺炎等，发生呕吐后腹痛不缓解。

2）呕吐伴头痛：伴有头痛，首先应考虑高血压脑病，其他如偏头痛、鼻窦炎、青光眼、屈光不正等也可以出现头痛。喷射状呕吐伴头痛、颈强直、血压高、昏迷、偏瘫、失语，见于脑出血、脑梗死。

3）呕吐伴眩晕：可能是梅尼埃病、内耳炎等，还需要了解是否有氨基苷类等用药史。

7. 什么叫反酸和烧心？

（1）反酸：反酸是指胃内容物经食管反流达口咽部，口腔感觉出现酸性物质，属于反流的一种。

（2）烧心：烧心是位于上腹部或胸骨后烧灼样的疼痛感，可以同时伴有反酸症状。

8. 反酸和烧心有哪些原因？

几乎所有的人都会有一过性烧心的感觉，尤其是进食刺激性食物时。怀孕时也可以出现反酸和烧心或症状加剧。如果经常出现反酸、烧心，应注意以下因素。

（1）疾病原因：胃食管反流病包括反流性食管炎或非糜烂性反流病以及食管裂孔疝，也可见于幽门不全梗阻、消化性溃疡以及近端胃切除术等疾病。

（2）药物因素：钙通道阻滞剂、β受体阻滞剂、孕激素、抗胆碱药、三环类抗抑郁药以及治疗帕金森病的左旋多巴等。

9. 反酸和烧心有哪些临床意义？

（1）胃食管反流病患者：进硬食时可产生症状，如轻微的哽噎感，吞咽时食管内疼痛和异物感,甚至进行性吞咽困难,应该注意与可能的并发症食管癌进行鉴别。

(2)心脏病或哮喘患者:可能表现为烧心等,且胃食管反流病也可能诱发哮喘或心脏病,尤其是伴有胸骨后疼痛的患者。可以通过24hpH监测、心电图检查等进行鉴别。

10. 什么叫腹泻?

腹泻是指排便次数明显超过平日习惯的频率,粪质稀薄,水分增加,每日排便量超过200g,或含未消化食物或脓血、黏液。腹泻常伴有排便急迫感、肛门不适、失禁等症状。腹泻分急性和慢性两类。急性腹泻发病急剧,病程在2～3周。慢性腹泻指病程在两个月以上或间歇期在2～4周的复发性腹泻。

11. 腹泻有哪些常见原因?

(1)急性腹泻:最常见的原因是感染,包括病毒感染、细菌感染、寄生虫感染和旅行者腹泻等。

(2)慢性腹泻:慢性腹泻的病程在两个月以上,病因比急性腹泻更复杂。

1)肠道感染性疾病:如慢性阿米巴痢疾、慢性细菌性疾病、肠结核和肠道真菌感染等。

2)肠道非感染性炎症:如炎症性肠病(克罗恩病和溃疡性结肠炎)、放射性肠炎、缺血性结肠炎、憩室炎等。

3)肿瘤:如大肠癌、结肠腺瘤病、小肠恶性淋巴瘤、胃泌素瘤、类癌、肠血管活性肠肽瘤等。

4)小肠吸收不良:包括原发性和继发性小肠吸收不良。继发性小肠吸收不良,如胰消化酶缺乏、小肠吸收面减少、小肠浸润性疾病等。

5)运动性腹泻:如肠易激综合征、胃大部切除术后,迷走神经切断后、部分性肠梗阻、甲状腺功能亢进、肾上腺皮质功能减退等。

6)药源性腹泻:如泻药、抗生素、降压药和乳果糖等。

12. 腹泻有哪些临床意义?

(1)伴有发热者:多见于细菌性痢疾、食物中毒、肠结核、伤寒、炎症性肠病、肠道恶性淋巴瘤以及败血症等。

(2)伴有下坠及里急后重时:多为直肠部位的病变,如炎症、痢疾和肿瘤等。

(3)伴有腹部包块:需注意胃肠道恶性肿瘤、肠结核、炎症性肠病以及某些寄生虫感染。

(4)伴有明显消瘦:多提示病变在小肠,如肿瘤、结核和消化吸收不良等。

(5)伴有关节痛或肿胀:要注意炎症性肠病、肠结核、系统性红斑狼疮等。

(6)特别要注意患者的用药史:以排除药源性腹泻。

13. 什么叫呕血和便血？

（1）呕血：呕血是指患者呕吐血液或血性胃内容物，多由于上消化道急性出血所致。但也可见于某些全身性疾病。在确定呕血之前，必须排除口腔、鼻、咽喉等部位的出血以及咯血。

（2）便血：便血是指血液或血性大便从肛门排出。一般认为消化道出血量在50mL以上即可能出现黑便，由于血红蛋白中的铁在肠腔中与硫化氢结合生成硫化亚铁，故大便呈柏油样黑色。呕血者多伴有黑便或便血。

14. 呕血和便血常见于哪些疾病？

（1）消化系疾病

1）食管疾病：食管静脉曲张破裂、食管炎、食管憩室炎、食管癌、食管异物、食管裂孔疝、食管外伤等。

2）胃十二指肠疾病：消化性溃疡、急性糜烂性胃炎、应激性溃疡、胃癌、胃黏膜脱垂症等。

3）肝胆疾病：肝硬化食管与胃底静脉曲张破裂、急性出血性胆管炎、壶腹癌等。

4）胰腺疾病：胰腺癌。

5）小肠疾病：肠结核、局限性肠炎、急性出血性坏死性肠炎、小肠肿瘤、肠套叠等。

6）结肠疾病：细菌或阿米巴痢疾、溃疡性结肠炎、局限性肠炎、结肠癌等。

7）直肠疾病：直肠癌、放射性直肠炎、痔、肛裂等。

（2）血液病：白血病、血小板减少性紫癜、血友病、霍奇金病、真性红细胞增多症、遗传性出血性毛细血管扩张症等。

（3）急性传染病：钩端螺旋体病、出血性麻疹、暴发型肝炎等。

（4）其他原因：尿毒症、结节性多动脉炎、血管瘤、抗凝剂治疗过量等。

15. 呕血和便血有哪些临床意义？

呕血的症状主要取决于血量及其在胃内的停留时间，如出血量较少而在胃内停留时间较长，由于血红蛋白受胃酸的作用，形成酸化正铁血红素，呕吐物呈咖啡残渣样，但如出血量大而在胃内停留时间短，则呕吐物呈鲜红色或暗红色。上消化道出血量大时，患者可出现皮肤苍白厥冷、头晕、乏力、出汗、脉快、脉搏细弱、心悸、呼吸加快、血压下降与休克等急性周围循环功能不全症状。便血呈鲜红色，且呈滴状附于大便的表面，出血部位大多在肛门或距肛门不远的部位，应考虑痔、肛裂、直肠癌的出血。

16. 哪些伴随症状对诊断有提示意义？

（1）伴黄疸者：可见于肝硬化、出血性胆管炎、重型肝炎、壶腹癌等。

(2)伴蜘蛛痣、肝掌、腹壁静脉怒张者:提示肝硬化食管或胃底静脉曲张破裂出血。

(3)伴皮肤黏膜血管瘤或毛细血管扩张者:提示可能为上消化道血管瘤或遗传性出血性毛细血管扩张症所致出血。

(4)伴皮肤黏膜出血者:须注意血液病、败血症、钩端螺旋体病、重型肝炎、尿毒症等。

(5)其他:在休克、脑血管意外、大面积烧伤、败血症、颅脑外伤等之后发生呕血,须考虑应激性溃疡。

17. 什么叫腹水?

正常状态下,人体腹腔中会有少量液体,对肠道蠕动起润滑作用。腹水即在任何病理状态下,腹腔内液体量增加超过 200mL。1000mL 以上的腹水可引起移动性浊音,大量腹水时两侧胁腹膨出如蛙腹,检查可有液波震颤;小量腹水则须经超声检查才能发现。

18. 腹水有哪些常见原因?

(1)肝及门静脉系统疾病:如各种肝硬化、肝癌和门静脉血栓形成、肝脓肿破裂等。肝疾病是引起腹水最常见的病因。

(2)心血管系统疾病:如充血性心力衰竭、心包炎、心脏压塞、肝静脉以上的下腔静脉梗阻等。

(3)肾疾病:如肾小球肾炎、肾小管病变、肾癌等。

(4)腹膜疾病:如各种腹膜炎特别是结核性腹膜炎、腹膜恶性肿瘤(绝大多数为继发性肿瘤)。

(5)营养缺乏性疾病:如低蛋白性水肿、维生素 B_1 缺乏等。

(6)淋巴系统疾病:如丝虫病、腹腔淋巴瘤、胸导管或乳糜池梗阻。

(7)女性生殖系统疾病:如异位妊娠破裂、女性生殖系肿瘤等。

(8)腹腔脏器破裂:如胃肠破裂、肝脾破裂、胆囊破裂等。

(9)其他:黏液性水肿、Meig 综合征[卵巢纤维瘤伴有腹水和(或)胸腔积液]。

19. 腹水有哪些临床意义?

(1)如果伴有肝大,可以是肝源性、心源性或营养不良所致。进一步询问有无肝病或饮酒史;如果同时有颈静脉怒张,心源性腹水可能性大。

(2)如果伴有重度蛋白尿,肾源性腹水可能性大;部分心源性腹水也可以出现蛋白尿。

(3)伴有消瘦和体重下降等,要注意营养不良或恶性肿瘤。如果腹壁较柔韧,注意结核性腹膜炎。

（4）女性患者妇科疾病特别是卵巢癌占相当大的比例。

20. 什么叫黄疸?

黄疸是高胆红素血症的临床表现,即血中胆红素升高使巩膜、皮肤、黏膜以及其他组织和体液发生黄染的现象。正常血中胆红素 3.4～17.2 $\mu mol/L$,如胆红素水平超过正常值而肉眼未能看见时,为隐性或亚临床黄疸。

21. 黄疸有哪些常见原因和分类?

（1）溶血性黄疸:有引起溶血的病史,如输血、用药、感染以及家庭史（遗传因素）等。急性大量溶血出现剧烈溶血反应,如寒战、高热、呕吐、腹痛、头痛和全身不适、乏力,甚至出现休克、昏迷、严重贫血和黄疸以及急性肾衰竭等。慢性溶血时,可有面色苍白、乏力等贫血症状。血清总胆红素常小于 $85\mu mol/L$,非结合胆红素占 80% 以上。尿中尿胆原阳性,胆红素阴性。血常规、骨髓象和各种溶血相关因素的检查对诊断有帮助。

（2）肝细胞性黄疸:由各种原因引起的急慢性肝炎、肝硬化或肝癌等引起的黄疸,可以有肝功能受损、肝脾大、静脉曲张、腹水等。血清总胆红素一般不超过 $170\mu mol/L$,其中结合胆红素和非结合胆红素都增高。可以有血清氨基转移酶升高,凝血酶原时间延长和白蛋白下降。病毒血清学指标和肿瘤标志物对诊断有帮助。

（3）梗阻性黄疸:主要见于胆道结石、寄生虫感染和胰头癌等导致胆道阻塞的各种急慢性的良恶性疾病。可以出现皮肤瘙痒、大便颜色变浅等。血中胆红素可达 $510\mu mol/L$ 以上,其中结合胆红素占 60% 以上。尿中胆红素阳性,尿胆原减少或消失。碱性磷酸酶升高和腹部 B 超、CT 检查、内镜下逆行胰胆管造影（ERCP）和经皮肝穿胰胆管造影（PTC）,均有助于梗阻性黄疸的诊断。

（4）先天性非溶血性黄疸:少见。由于肝细胞对胆红素的摄取、结合或排泄障碍或肝细胞内酶的缺陷,导致血内非结合胆红素或结合胆红素升高所致的黄疸。

22. 黄疸有哪些临床意义?

（1）黄疸伴色素沉着:见于慢性肝病和长期胆道梗阻,呈全身性,但脸部尤其是眼眶周围较著。肝细胞性黄疸可以有皮肤黏膜瘀点,或鼻出血、齿龈出血和口腔黏膜出血。

（2）黄疸伴肝异常:急性病毒性肝炎时黄疸和肝大并存,压痛和叩击痛较明显。急性和亚急性肝坏死时,黄疸迅速加深,而肝大不显著。肝癌时肝大较显著,可失去正常形态,质坚,可扪及巨大肿块或较小结节,压痛可不显著。

（3）黄疸伴脾大:多见于各型肝硬化的失代偿期、溶血性黄疸、全身感染性疾病和浸润性疾病。癌肿侵及门静脉和脾静脉时,也可引起脾大。

（4）腹部外形：肝占位性病变、腹膜后肿瘤和盆腔内肿瘤均有相应部位的局部膨隆。大量腹水时呈蛙腹状，脐部突出，也可发生腹壁疝和脐疝。腹壁静脉曲张见于门静脉高压、门静脉或下腔静脉阻塞。腹部手术瘢痕有时注意胆石病和胆囊炎。

第二章

胃肠疾病的病因

23. 哪些因素会导致胃肠疾病的发生？

（1）心理因素。

（2）饮食因素。

（3）职业因素。

（4）气候、环境因素。

（5）用药不当因素。

（7）其他疾病因素。

24. 心理因素中有哪些会导致胃肠疾病？

（1）心身疾病（器质性）：消化性溃疡、溃疡性结肠炎、慢性胰腺炎、反流性食管炎、慢性胃炎及慢性胆囊炎、肝炎后综合征。

（2）心身症（功能性）：肠易激综合征、功能性消化不良、神经性嗳气、神经性厌食、神经性呕吐、习惯性便秘。

这些疾病的治疗除了必要的用药之外，调节不良情绪，消除致病因素也非常重要。所以在饮食活动中不仅要注意营养，而且要注意情绪的调节，使人在积极的情绪状态下有良好的消化功能，促进健康，预防疾病。就餐前的心理调节和就餐时注意力的集中。

25. 饮食因素中有哪些会导致胃肠疾病？

（1）饮食不洁：病菌从口随饮食进入胃肠，会直接损伤胃肠，最常见的病症有呕吐、胃痛、腹泻等，急性胃肠炎大都由此而起。幽门螺杆菌感染可引起胃炎、胃溃疡、反流性食管炎、胃癌等疾病。

（2）进食过量：饥饱不均对胃有很大的伤害，饥饿时胃黏膜分泌的胃酸和胃蛋白酶很容易伤害胃壁，导致急性胃炎、慢性胃炎或溃疡发生。暴饮暴食使胃壁过度扩张，食物在胃中停留时间过长，这也容易造成急性胃炎、慢性胃炎或溃疡，甚至发生急性胃扩张、胃穿孔。

高脂肪类食物摄入过多,会导致胆囊炎、胆石症的急性发作;糖类食物进食过多,会加重糖尿病症状。经常饱食特别是暴饮暴食,会引起消化不良、胃炎和胰腺炎。

(3)饮食偏嗜:食辛热食物,如姜葱蒜等,强烈刺激胃肠,使其充血、水肿、糜烂、出血、溃疡形成,出现胃痛、腹痛、胃肠出血等。过食寒凉生冷食物,恶心、呕吐、腹绞痛、腹泻等症状。饮酒过量,酒精直接伤害胃黏膜,损害胃黏膜保护屏障,造成胃黏膜充血水肿、糜烂出血,甚至溃疡癌变等。

(4)睡前进食:睡前进食不仅影响睡眠,而且会刺激胃酸分泌,容易诱发溃疡,加重胃食管反流病。

26. 职业因素如何导致胃肠疾病?

(1)由于长期处于紧张的工作状态,紧张环境中生活的人分泌的胃液值高达5倍,对胃黏膜的伤害显而易见,如交警、刑警。这类人群一定要多加注意,尽量预防肠胃病的发生。

(2)吃饭时间不规律:由于工作需要,经常错过吃饭正常时间,吃饭不规律,饥一顿饱一顿,就会导致胃肠功能降低,消化腺功能差,肠胃活动越少,如医护人员。

(3)有的人在酒桌上忙于交际,其食管黏膜在酒精的影响下,容易充血水肿,引起食管炎,损坏胃黏膜表面,增加胃蛋白酶和胃酸的量,导致胃黏膜充血、水肿和溃疡。尤其是急(慢)性胃炎、消化性溃疡患者,会有食欲不振、腹胀、胃酸、腹痛、吐逆、烧心等症状。因此经常喝酒的人,更要多加注意。

27. 引起胃肠道不良反应的常用药物有哪些?

(1)非甾体抗炎药(NSAIDs):临床上主要用于缓解各类型关节炎,预防血栓的形成,解热镇痛而广泛应用于临床。但有20%～50%的消化性溃疡是由于长期服用非甾体抗炎药所致,如阿司匹林、布洛芬等常可引起消化不良、消化道出血、消化性溃疡等胃肠道症状。

(2)抗精神病药:该类药物因抑制肠蠕动,减少肠液分泌和降低血钾,常可引起麻痹性肠梗阻,与抗胆碱药物合用症状尤重。对精神病患者多种药物合用或单一药物大剂量使用时更易发生,甚至患者表现为坏死性结肠炎,病死率高达75%。包括氯氮平、氯丙嗪、奋乃静、苯巴比妥、多噻平等药物。

(3)抗菌药:使用抗菌药后,可引起抗菌药相关性腹泻(AAD)。因抗菌药破坏了肠内菌群的自然平衡,正常菌群明显减少,可引起继发性腹泻。按AAD病情程度的不同,可表现为单纯腹泻、结肠炎和假膜性结肠炎(PMC)。抗菌药几乎均可引起AAD,以林可霉素、氨苄西林、阿莫西林、头孢菌素为主。

(4)抗肿瘤药:此类药物常见消化系统不良反应,主要表现为食欲减退、恶心、呕吐、黏膜炎、腹痛、腹泻等。顺铂致呕吐作用最强,当剂量超过 50mg 时,呕吐发生率大于 90%;非顺铂类(如卡铂、阿霉素、环磷酰胺、柔红霉素等)的呕吐发生率均大于 30%。紫杉类、依托泊苷、吉西他滨等,呕吐发生率为 10%～30%。甲胺蝶呤、氟尿嘧啶、巯嘌呤等因干扰叶酸、嘧啶、谷氨酰胺等物质的代谢,因而引起胃的黏膜损伤、浅表性糜烂或溃疡等。

(5)肾上腺皮质激素类药:糖皮质激素使胃酸及胃蛋白酶分泌亢进,抑制胃黏液分泌,降低胃黏膜的保护作用,可诱发或加剧胃、十二指肠溃疡,且往往是多发性的,并伴有出血、穿孔等症状。常见的药物包括泼尼松、氢化可的松、地塞米松等。以儿童为多见。

28. 非甾体抗炎药致胃肠道不良反应的原因和用药注意事项有哪些?

(1)原因:①药物剂量大,疗程长;②空腹服药;③伴有慢性胃肠疾病,如消化溃疡、慢性胃肠炎等;④多种药物联合应用。如糖皮质激素和非甾体抗炎药合用,胃肠道不良反应的发生率增加 2 倍;⑤吸烟、酗酒会使胃肠道不良反应发生率增加。

(2)用药注意事项:①应用非甾体抗炎药疗程不可过长,选择疗效好和不良反应小的药物;②避免两种或多种非甾体抗炎药合用及与肾上腺皮质激素类药物合用;③老年人、吸烟、酗酒、有消化性溃疡患者要慎用;④非甾体抗炎药所致胃黏膜急性炎性反应只需停药即可缓解,并发消化性溃疡或消化道出血的患者,应立即停药并及时使用抗溃疡药和采取止血措施。

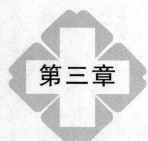

第三章

胃肠疾病的常用检查方法

29. 什么叫胃镜？

胃镜是一种医学检查方法，是利用一条直径约 1cm 的黑色塑胶包裹导光纤维的细长管子，前端装有内视镜由嘴中伸入受检者的食管→胃→十二指肠，由光源器发出强光经由导光纤维使光转弯，让医师从另一端清楚地观察上消化道内各部位的健康状况。医师可以直接观察食管、胃和十二指肠的病变，尤其对微小的病变。胃镜检查能直接观察到被检查部位的真实情况，更可通过对可疑病变部位进行病理活检及细胞学检查，以进一步明确诊断，是上消化道病变的首选检查方法。

30. 胃镜适用人群有哪些？

（1）有上消化道症状，包括上腹不适、胀、痛、烧心（胃灼热）及反酸、吞咽不适、哽噎、嗳气、呃逆及不明原因食欲缺乏、体重下降、贫血等。

（2）上消化道钡剂造影检查不能确定病变或症状与钡剂检查结果不符者。

（3）原因不明的急（慢）性上消化道出血或需做内镜止血治疗者。

（4）上消化道病变（食管、胃、十二指肠）术后，症状再次出现或加重，疑吻合口病变者。

（5）已确诊的上消化道病变，如消化性溃疡、食管癌、胃癌等疾病治疗后需要随访或观察疗效者。

（6）高危人群（食管癌、胃癌高发区）的普查。

（7）须做内镜治疗者。

（8）上消化道异物者。

（9）存在幽门螺杆菌感染，需要明确是否有胃黏膜病变者，或者需要进行幽门螺杆菌培养及药物敏感性试验以指导治疗者。

31. 胃镜不适用的人群有哪些?

(1)相对禁忌

1)心肺功能不全。

2)消化道出血,血压波动较大或不稳定。

3)严重高血压患者,血压偏高。

4)严重出血倾向,血红蛋白低于50g/L 或 PT 延长超过 1.5s。

5)高度脊柱畸形。

6)消化道巨大憩室。

(2)绝对禁忌

1)严重心肺疾病,昏迷、癫痫发作、主动脉瘤、脑出血无法耐受内镜检查。

2)患有精神疾病,不能配合内镜检查者。

4)消化道急性炎症,尤其是腐蚀性炎症患者;怀疑食管、胃、十二指肠急性穿孔。

5)明显的胸腹主动脉瘤。

6)休克。

7)急性重症咽喉部疾病。

32. 胃镜检查前需要做的准备工作有哪些?

(1)长期口服阿司匹林等抗凝药物的患者,需停药 1 周,防止发生消化道大出血。

(2)检查前一日晚上 22:00 起开始禁食水至次日检查时。前一日少渣饮食(如稀粥等),尽量不饮用牛奶或酸奶等。

(3)高血压患者检查当日早晨可用一小口水送服降压药物。

(4)糖尿病患者检查当日早晨应暂停降糖药或胰岛素。

(5)吸烟的患者,检查前 1 日起还需戒烟,以免检查时因咳嗽影响操作,同时禁烟还可以减少胃酸分泌,便于观察。

(6)检查前需完善血常规、肝功能、凝血功能、感染性疾病筛查。

(7)检查前应取下义齿(假牙)、眼镜等物品,以免影响检查。

(8)年龄较大的患者还需要完善胸片、心电图、超声心动图等检查,以评估患者能否耐受内镜检查。

(9)调整好心情,保持良好的情绪,如有不适,要立即告知医师。

(10)检查要求有直系亲属陪同,以便交代病情及签字。

胃镜检查的并发症和风险主要包括出血、穿孔、感染、心律失常、咽喉损伤、下颌关节脱臼等,但常规检查发生的概率都非常低,而且可以通过充分的术前准备和谨慎操作尽量避免。

33. 什么叫内镜下息肉电切除术?

内镜下息肉电切除术是指利用高频电流产生的热效应使组织蛋白及血管发生凝固,达到息肉切除效果的治疗技术。可作为消化系统疾病的择期手术,是消化道息肉的首选治疗方法,不产生神经效应,对心肌和其他神经肌肉无影响,保证人体安全。

34. 内镜下息肉电切除术适合的人群有哪些?

(1)各种大小的有蒂息肉。

(2)直径＜2cm 的无蒂息肉。

(3)分布散在、数目较少的多发性息肉。

35. 内镜下息肉电切除术不适合的人群有哪些?

(1)直径＞2cm 的无蒂息肉。

(2)多发息肉局限于某个部位,密集分布且数量较多。

(3)内镜下息肉形态为进展期癌。

(4)凝血功能障碍及口服抗凝药物未处理者。

(5)高龄、心肺功能障碍不能耐受手术者。

(6)安装心脏起搏器者。

(7)严重心肺功能异常不能耐受内镜检查治疗者。

36. 内镜下息肉电切除术术前需要做哪些准备?

(1)一般准备:包括心理准备和身体准备。心理准备主要是消除患者紧张情绪,以取得患者的配合,达到预期的手术效果。身体准备包括如下方面。

1)适应手术后变化的锻炼:练习正确的咳嗽和咳痰方法等。

2)预防感染:为避免交叉感染,凡开放性结核、肝炎、艾滋病患者及病原携带者应使用专用内镜,并单独进行特殊消毒灭菌处理。

3)胃肠道准备:患者应在手术前 1～2 日开始进流食,胃镜下治疗需禁食、禁水6～8h,肠镜下治疗前需口服复方聚乙二醇电解质溶液等进行充分肠道准备。肠道息肉行电切除时,禁用甘露醇作为肠道清洁剂,因其在肠道内分解易产生易燃性气体。必要时,可肌注山莨菪碱,减少胃肠蠕动。

4)服用祛泡剂:如西甲硅油,有去表面张力的作用,使附于黏膜上的泡沫破裂消失,视野更加清晰。

(2)特殊患者的准备:包括营养不良、高血压、心脏病、肝肾功能障碍及呼吸障碍患者的特殊准备。

1)营养不良患者:缺乏蛋白质使营养不良患者易引起组织水肿,影响组织修复,应在手术前予以纠正。

2)高血压患者:控制血压在 160/100mmHg 以下。

3)心脏病患者:急性心肌炎、急性心肌梗死和心力衰竭患者,需待病情控制或缓解后再行手术。

4)肝肾功能障碍患者:严重肝肾功能障碍患者,应积极改善肝肾功能,在能够耐受手术时再行手术。

5)呼吸功能障碍患者:术前 2 周停止吸烟,鼓励患者多练习深呼吸。重度肺功能障碍及并发感染者,应改善肺功能,控制感染后再行手术。

6)凝血功能障碍患者:术前停用抗凝剂和抗血小板药物至少 1 周。

7)糖尿病患者:术前应控制血糖水平,纠正水、电解质紊乱和酸中毒,改善营养状况。

8)精神紧张患者:必要时使用镇静剂,如肌内注射地西泮。

37. 内镜下息肉电切除术麻醉方式和注意事项是什么?

麻醉方式分为局部麻醉和全身麻醉。①局部麻醉:可用喷雾法或口服等。②全身麻醉:对于精神紧张患者、不能配合的儿童及要求无痛手术者,多用全身麻醉。麻醉药物剂量因人而异。

38. 内镜下息肉电切除术术后处理和注意事项是什么?

(1)术后休息 2 周,避免重体力活动或剧烈运动。

(2)术后 24h 禁食,之后进食流质饮食,并注意休息。

(3)术后 1～2 年随访 1 次内镜检查,高危人群可缩短复查间隔时间。

39. 内镜下息肉电切除术常见并发症及处理有哪些?

(1)发热:患者术后可会有轻度发热,体温一般在 38℃ 以下,3～5 日可恢复正常。若发热持续 1 周以上或体温不断升高,应考虑并发感染的可能,应予以抗感染治疗。

(2)穿孔:术中小穿孔可通过金属夹夹闭,必要时手术治疗;迟发性穿孔应及时手术治疗。

(3)出血:多数可通过内镜下止血。

(4)狭窄:择期扩张治疗。

40. 什么叫内镜下消化道异物取出术?

内镜下消化道异物取出术是利用内镜将消化道内的异物取出的治疗方法。该手术为消化道系统的根治性手术,包括急诊内镜取异物和择期内镜取异物。前者是将较大或不规则、长条形、尖锐的及毒性异物取出,后者主要是将小的光滑的异物取出。

41. 内镜下消化道异物取出术适应证是什么？

上消化道内自然排出有困难的任何异物,尤其是锐利或毒性异物。

42. 内镜下消化道异物取出术的禁忌证是什么？

(1)异物已部分或全部穿出消化道外。

(2)＞2.5cm 的锐利异物及不规则形状的异物。

(3)硬质异物长度＞20cm,且有嵌顿者。

(4)估计不能通过贲门取出的胃内巨大异物。

(5)凝血功能障碍及口服抗凝药物未处理者。

(6)患者一般情况差、心肺功能不全不能耐受手术者。

43. 内镜下消化道异物取出术术前需要哪些准备？

一般准备包括心理准备和身体准备。

(1)心理准备主要是消除患者紧张情绪,以取得患者的配合,达到预期的手术效果。

(2)身体准备

1)胃肠道准备:接收择期治疗患者需要禁食禁水 6～8h。

2)镇静与解痉:精神紧张者或不能合作的儿童可给予地西泮镇静。必要时,可肌注山莨菪碱等解痉药,减少胃肠蠕动。

3)摄颈部及胸部正侧位片、腹部平片,确定异物的位置、性质、形状、大小及有无穿孔等。消化道异物的患者,不宜行钡剂灌肠摄片检查。

4)口服祛泡剂:祛泡剂(如二甲基硅油)有去表面张力的作用,使附于黏膜上的泡沫破裂消失,视野更加清晰。

44. 内镜下消化道异物取出术术后处理和注意事项有哪些？

(1)术后 2h 禁食禁水。胃、十二指肠、食管无损伤者,可进食流质饮食;胃、十二指肠、食管损伤者,其禁食、禁水的时间应延长,可进食半流质饮食,并注意休息。

(2)密切监测患者的生命体征,观察患者意识、排便,有无出血、穿孔、黑便及腹痛等。

45. 内镜下消化道异物取出术常见并发症及处理是什么？

(1)消化道黏膜损伤及出血:多见于较大且锐利的异物。应禁食,给予抑酸剂及胃黏膜保护剂,一般可痊愈。有穿孔应紧急外科手术,出血多者应行内镜下止血。

(2)消化道化脓性炎症及溃疡:患者出现高热、剧烈疼痛等症状,应禁食,抑酸及减少消化液分泌,并给予广谱抗生素治疗,必要时行手术治疗。

(3)窒息及吸入性肺炎:一旦发生,应紧急处理。

46. 什么叫大肠镜检查？

大肠镜检查是利用一条长约 140cm 可弯曲，末端装有一个光源带微型电子摄影机的纤维软管，由肛门慢慢进入大肠，以检查大肠部位的病变，肿瘤或溃疡，如有需要，可取组织检查或行大肠息肉切除。

47. 大肠镜检查适合的人群有哪些？

(1)不明原因的下消化道出血。

(2)不明原因慢性腹泻。

(3)不明原因的低位肠梗阻。

(4)疑大肠或回肠末端肿瘤。

(5)大肠息肉、肿瘤出血等病变需做肠镜下治疗。

(6)结肠术后及结肠镜治疗术后需定期复查肠镜者。

(7)大肠癌普查。

(8)家族中有大肠癌或腺瘤等患者，需要进行体检者。

(9)从来没做过肠镜检查的 40 岁以上的健康体检者。

48. 大肠镜检查禁忌证是什么？

肛管直肠狭窄、内镜无法插入时，不宜做内镜检查。有腹膜刺激症状的患者，如肠穿孔、腹膜炎等，禁忌做此项检查。肛管直肠急性期感染或有疼痛性病灶，如肛裂、肛周脓肿等，避免做肠镜检查。妇女月经期不宜检查，妊娠期应慎做。年老体衰、严重高血压、贫血、冠心病、心肺功能不全者，不宜做内镜检查。腹腔、盆腔手术后早期，怀疑有穿孔、肠瘘或广泛腹腔粘连者，禁做此检查。

49. 大肠镜检查前需要做哪些准备？

(1)检查日期由医师安排，检查地点在门诊胃镜室。

(2)接受此检查需要做肠道准备。

(3)检查前 3 日宜吃无渣或少渣半流质饮食，不吃蔬菜、水果。若疑为肠息肉，准备做电切术者禁食牛奶及奶制品。

(4)检查当日早晨 6:30 口服蓖麻油 25mL，禁食早餐。上午 9:30 开始服洗肠液，每包冲开水 1000mL，要在 1.5h 内共饮 3000mL 洗肠液。如排便中仍然有粪渣，则需再饮 1000mL 洗肠液，直到排出物为清水为止。如出现恶心、呕吐，应告诉医师或护士，必要时给予清洁灌肠。

(5)下午 2:00 可进食，避免进食流质，下午 3:00 需到门诊胃镜室，检查前 30min 注射地西泮 10mg，阿托品 0.5mg，以减轻肠镜带来的不适。

(6)不宜带手机等电子设备入胃镜室，以免干扰机器正常运行。

(7)检查前 3 日，停服铁剂药品，开始进食半流质或低渣饮食，如鱼、蛋、牛奶、豆制品、粥、面条、面包、香蕉、冬瓜、马铃薯等。

(8)检查前一日晚上服用轻泻剂,第二日早晨可以口服硫酸镁或者甘露醇,同时多饮水。

(9)必要时,检查前 2h 清洁洗肠,检查前半 h,安静休息。

(10)因为肠镜是一种侵入性检查,可能有并发症的发生,患者在预约时还应该签字。肠镜检查结束后立即会出检查报告,部分患者因为活检需要等数日另出病理报告。

(11)有严重心脏病、心肺功能不全、严重高血压、急性腹泻、严重溃疡性结肠炎、结肠克罗恩病、腹膜炎、妊娠、精神病,腹部曾多次手术且有明显粘连者禁止做此项检查。

50. 大肠镜检查过程是什么?

(1)须左侧卧位,双膝屈曲。

(2)医师将大肠镜慢慢由肛门放入,顺序观察肠腔有无病变,患者可能会感到腹部胀迫感及有便意,此时患者应深呼吸以便放松。

(3)整个检查过程需 20～30min。

51. 大肠镜检查注意事项是什么?

(1)取活检或息肉电切除术后患者需绝对卧床休息,3 日内勿剧烈运动,不做钡灌肠检查。息肉电切除术后,一般禁食 3 日,给予静脉输液。如无排血便或其他症状,便可以出院。

(2)初期因空气积聚于大肠内,可能感到腹胀不适,但数 h 后会渐渐消失。如腹胀明显,应告诉医务人员,会做相应的处理。

(3)如无特殊,可取普食或根据医嘱进食。

(4)若出现持续性腹痛,或大便带出血量多的情况,应及时告诉医师,以免出现意外。

52. 什么叫小肠镜检查?

小肠镜是一种用于检查和诊断病因不明的慢性消化道出血及各种小肠病变的医疗器械。小肠镜主要包括双气囊小肠镜与单气囊小肠镜,主要由主机、带气囊的内镜和外套管、气泵 3 部分组成,通过对气囊的注气和放气等方法,将内镜送达小肠深部,从而实现对小肠疾病的诊治,具有直观、真实的特点。

53. 小肠镜检查的适应证有哪些?

(1)原因不明的消化道(小肠)出血及缺铁性贫血。

(2)疑小肠肿瘤或增生性病变。

(3)小肠吸收不良综合征。

(4)手术时协助外科医师进行小肠检查。

(5)怀疑小肠克罗恩病或肠结核。

(6)不明原因腹泻或蛋白丢失。

(7)小肠内异物。

(8)已确诊的小肠病变治疗后复查。

(9)相关检查提示小肠存在器质性病变可能者。

54. 小肠镜检查禁忌证有哪些?

(1)严重心、肺功能异常者。

(2)有高度麻醉风险者。

(3)无法耐受或配合内镜检查者。

(4)相关实验室检查明确异常,在指标纠正前严重贫血、血清白蛋白严重低下者。

(5)完全性小肠梗阻无法完成肠道准备者。

(6)多次腹部手术史者,腹腔广泛粘连。

(7)低龄儿童。

(8)其他高风险状态或病变者(如中度以上食管胃底静脉曲张、大量腹水等)。

(9)孕妇。

55. 小肠镜检查前需要做哪些准备?

(1)与医师详细沟通,了解患者病史,明确是否需要行该检查。

(2)患者向医师了解具体检查方法与风险,签署知情同意书。

(3)检查前一日开始低纤维饮食,并于晚餐后禁食。经口检查者禁食 8～12h,同时禁水 4～6h,术前摘除义齿、眼镜;经肛检查者在检查前 4～6h 开始服用肠道清洁剂,2h 内服用完毕。

56. 什么叫十二指肠镜检查?

十二指肠镜检查常用于诊断胰胆管开口处的病变,如结石、狭窄、肿瘤等。可同时取活体组织作为病理检查或行胰胆管逆行插管造影,以及用电刀切开奥狄括约肌等进行诊断及治疗。

57. 十二指肠镜检查适应证有哪些?

(1)疑有胆管结石、肿瘤、炎症、寄生虫者或梗阻性黄疸且原因不明者。

(2)胆囊切除或胆道手术后症状复发者。

(3)临床疑有胰腺肿瘤、慢性胰腺炎者或复发性胰腺炎(缓解期)或原因不明者。

(4)疑有十二指肠乳头或壶腹部炎症、肿瘤或胆源性胰腺炎需去除病因者。

（5）怀疑有胆总管囊肿等先天性畸形及胰胆管汇流异常者。

（6）原因不明的上腹痛而怀疑有胆、胰疾病者。

（7）因胆、胰疾病需收集胆汁、胰液或进行奥狄括约肌测压者。

（8）因胰胆病变需进行内镜下治疗者。

（9）胰腺外伤后怀疑胰胆疾病者。

（10）胆管手术疑有外伤者。

（11）怀疑胰腺有先天性变异者。

（12）某些肝疾病患者。

58. 十二指肠镜检查禁忌证有哪些？

（1）上消化道狭窄、梗阻，估计内镜不可能抵达十二指肠降段者。

（2）有心、肺功能不全等其他内镜检查禁忌者。

（3）非结石嵌顿的急性胰腺炎或慢性胰腺炎急性发作期。

（4）有胆管狭窄或梗阻，而不具备引流手术者。

（5）有出血倾向者。

59. 十二指肠镜检查前需要做哪些准备？

（1）检查前至少 6h 禁食、禁水，戒烟，检查当日早晨空腹。

（2）幽门梗阻患者检查前应清洁胃腔（胃肠减压或者洗胃）。

（3）检查前应了解患者病史及相关检查结果，并做好检查前解释，消除顾虑。

（4）有出血倾向者，应检查凝血功能。

第四章

胃肠疾病患者的饮食

60. 胃肠疾病患者的基本饮食有哪些要求?

(1)饮食规律。

(2)少吃多餐。

(3)身心愉悦。

(4)注意保暖。

61. 胃肠疾病患者饮食注意哪些事项?

(1)吃易消化的食物

1)食物本身易消化:主要包括清淡、不油腻、纤维素少、容易消化的食物。如鸡蛋、豆腐等。

2)食物经过加工变得易消化的:宜选用的烹调方法为蒸、煮、焖、炖、烩、氽,如大米煲成米粥,肉类煮烂等。不宜选用煎、炸、熏、烤等烹调方法,因不易消化,机体很难吸收。

(2)煲汤要注意时间:过长时间煲汤,反而会导致营养价值流失,要严格遵守不同汤品的炖煮时间。

(3)食物一定要经高温消毒:食品要充分经过高温加工,杀死有害于人体的细菌。

62. 胃肠疾病患者对饮食有哪些禁忌?

(1)腌制食品:腌制食品含有的亚硝酸盐很容易导致胃癌的发生。

(2)不吃太多酸、甜的食物:甜食最容易产生过多的胃酸,伤害到胃黏膜;酸的食物少量食用也没关系,如果过多也容易造成胃酸过多,导致胃痛。

(3)禁食忌刺激食物:忌烟、酒、浓茶、咖啡等刺激性强的调味品,其实吃冷的和吃辣的,并不会加重胃炎的病情,胃的包容性是很大的。

63. 胃肠疾病患者如何养胃?

胃要养,家有小孩、孕妇和老人的在饮食中更要注意养胃。推荐食物如下。

(1)红薯:天寒食用,正气养胃,化食去积,兼可清肠减肥。很多人认为吃完红薯放屁多,其实是胃肠蠕动所致。

(2)牛奶:补肺胃,生津液,润大肠。宜于阴虚胃痛,津亏便秘;近代用于治疗消化性溃疡、习惯性便秘。

(3)粥类:易消化,防刺激,多营养。粥类容易消化,尤其八宝粥,里面含有花生、杏仁、白糖等,热量更高、营养更丰富,对胃有好处。

(4)汤水:养胃首选汤。肉汤含酸多,菜汤较好,如菠菜汤、粉丝汤、鸡蛋汤。

(5)主食:最养胃的,是面条。米中含酸多,所以少吃米饭。

(6)菠菜:可促进胃和胰腺分泌,增食欲,助消化;丰富的纤维素还能帮助肠道蠕动,有利于排便。菠菜草酸含量高,妨碍钙质吸收,应避免与豆腐、紫菜等高钙食物同吃,或在烹煮前轻氽,除去草酸。

(7)南瓜:其所含的丰富果胶,可"吸附"细菌和有毒物质,包括重金属、铅等,起到排毒作用。同时,果胶可保护胃部免受刺激,减少溃疡。可用南瓜煮粥或汤,滋养肠胃。

(8)胡萝卜:丰富的胡萝卜素可转化成维生素 A,能明目养神,增强抵抗力,防治呼吸道疾病。胡萝卜素属脂溶性,和肉一起炖最合适,味道也更好。

确定适合养胃的早餐食物,原则有三:易消化,防刺激,多营养。如鸡蛋羹、鸡蛋汤、煮鸡蛋、大豆、豆制品、蔬菜、水果等。

第五章

食管疾病

▼

第一节　胃食管反流病

64. 什么叫胃食管反流病？

胃食管反流病（GERD）是指胃内容物反流入食管，引起不适症状和（或）并发症的一种疾病。GERD 可分为非糜烂性反流病（NERD）、糜烂性食管炎（EE）和 Barrett 食管（BE）三种类型，又称为 GERD 相关疾病。Fass 等认为 GERD 的三种类型相对独立，相互之间不转化或很少转化，但有些学者则认为这三者之间可能有一定相关性。GERD 在欧美国家十分常见，随年龄增加发病增多，40 岁以上多见，男女比例接近，但男性发生率高于女性。

65. 胃食管反流病有哪些临床症状？

（1）主要症状

1）反流症状：反流为胃或食管内容物不费力地反流到口咽部，无恶心、干呕和腹肌收缩先兆，如反流物为不消化食物即为反食，如为酸味液体则为反酸，少数情况下可有苦味的胆汁或肠液。

2）反流物刺激食管引起的症状：主要有烧心、吞咽困难、胸痛。反流物刺激食管深层上皮感觉神经末梢后产生烧心，烧心是指胸骨后烧灼感，多由胸骨下段向上延伸，甚至达咽喉部，为 GERD 的特征性表现，常在餐后 60min 出现，屈曲、弯腰、平卧发生较多，咳嗽、妊娠、用力排便、腹腔积液可诱发或加重症状。食管黏膜炎症、食管狭窄、食管运动功能失调造成吞咽困难，多为间歇性发生，可出现在吞咽固体和液体食物后。反流物刺激食管引起食管痉挛，造成胸骨后疼痛，酷似心绞痛。

（2）次要症状

1）食管以外的刺激症状：包括无季节发作性夜间哮喘、咳嗽、睡醒后声音嘶哑等。个别患者可发生吸入性肺炎，甚至出现肺间质纤维化。

2）上消化道出血：反流性食管炎患者，因食管黏膜炎症、糜烂及溃疡可以导致上消化道出血，临床表现可有呕血和（或）黑粪以及不同程度的缺铁性贫血。

3）其他：一些患者诉咽部不适，有异物感、棉团感或堵塞感，但无真正吞咽困难，称为癔球症，部分患者与酸反流引起食管上段括约肌压力升高有关。

66. 为什么胃食管反流病不易诊断？

（1）以胸痛为主要症状时，应与心源性、非心源性胸痛的各种疾病进行鉴别，如怀疑心绞痛，则应做心电图和运动试验，必要时进行心肌核素灌注显像或冠状动脉显像。在除外心源性胸痛后，再进行有关食管源性胸痛的检查。对消化系统疾病，必要时应做上消化道钡餐检查、内镜检查和腹部 B 型超声检查。

（2）吞咽困难应考虑是否有食管癌、贲门失弛缓症。对有吞咽疼痛且内镜显示有食管炎的患者，应与感染性食管炎、药物性食管炎鉴别。反流性食管炎以远段食管为主，感染性食管炎常在食管的中、近段，病变弥漫，确诊需病原学证实，包括涂片、培养，患者常有使用抗生素或化疗的病史，如合并真菌性食管炎，内镜下食管黏膜常有散在的腐乳样的细颗粒病变，可融合变大。药物性食管炎常在近段食管尤其在主动脉弓水平有单个溃疡，患者常有服用四环素、氯化钾或奎尼丁病史。

（3）对有反流性食管炎者还应注意有无继发的病因，如硬皮病等。

（4）不典型症状患者应排除原发性的咽喉及肺部疾病。

67. 胃食管反流病有哪些检查？

（1）内镜检查：是诊断 GERD 的一线方法，发现糜烂性病灶的诊断特异性为 90%～95%，但仅 30%～40%GERD 患者有糜烂性食管炎，充血、黏膜易脆、齿状线不齐的特异性很差。

反流性食管炎洛杉矶分级：A 级：黏膜破损长径＜5mm；B 级：黏膜破损长径＞5mm，但病灶间无融合；C 级：黏膜破损融合＜食管周径的 75%；D 级：黏膜破损累及食管周径的 75%以上。放大内镜观察到无黏膜破损的 NERD 患者可能有微小病变。内镜下易发现 Barrett 食管，可见橘红色黏膜分布于齿状线 2cm 以上，可呈岛状、舌状、环状分布，染色有利于诊断，而活检发现肠化生是 Barrett 食管确诊的依据。

（2）食管测压：食管测压不直接反映胃食管反流，但能反映胃食管交界处的屏障功能。在 GERD 患者的诊断中，除帮助食管 pH 电极定位，术前评估食管功能和预测手术外，也能预测对抗反流治疗的疗效和是否需要长期维持治疗。因而，食管测压能帮助评估患者食管功能，尤其是治疗困难的患者。

（3）X 线及核素检查：传统的食管钡餐检查将胃食管影像学和动力结合起来，可显示有无黏膜病变、狭窄及食管裂孔疝等，并显示有无钡剂的胃食管反流，因而对诊断有互补作用，但灵敏度较低；核素胃食管反流检查能定量显示胃内核素标记的液体反流，在胃食管交界处屏障低下时较易出现阳性，但阳性率不高，应用不普遍。

（4）24h 食管 pH 监测：24h 食管 pH 监测的意义在于证实反流的存在与否。24h 食管 pH 监测能详细显示酸反流、昼夜酸反流规律、酸反流和症状的关系及对治疗的反应，使治疗个体化。EE 患者中的阳性率＞80％，NERD 患者的阳性率为 50％～75％。鉴于目前国内食管 pH 监测仪应用仍不够普遍的情况，一致主张在内镜检查和质子泵抑制剂（PPI）试验之后，仍不能确定是否有反流存在时应用。

（5）食管胆汁反流测定：部分 GERD 患者有非酸性反流物质因素的参与，特别是与胆汁反流相关。可通过检测胆红素来反映胆汁反流存在与否及其程度。但多数十二指肠内容物的反流与胃内容物的反流同时存在，并在抑酸后症状有所缓解，因此胆汁反流检测的应用有一定局限性。

（6）试验性诊断：用 PPI 治疗，如奥美拉唑 20mg，每日 1～2 次，观察反酸、胃灼痛等症状有否减轻，目前已用于帮助诊断。

（7）其他：食管黏膜超微结构研究可以了解反流存在的病理生理学基础；无线食管 pH 测定可以提供更长时间的酸反流检测；腔内阻抗技术应用可监测反流情况，明确反流物的性质（气体、液体或气体液体混合物），与食管 pH 监测联合应用可以明确反流物为酸性或非酸性，明确反流物与反流症状的关系。

68. 胃食管反流病有哪些检查注意事项？

（1）内镜检查：内镜下显示反流性食管炎，确定食管炎的严重程度和病变范围，内镜下活检可明确有无 Barrett 食管。但内镜下的食管炎不一定均由反流所致。还有其他病因如吞服药物、真菌感染、腐蚀剂等，需除外。一般来说，远端食管炎常常由反流引起。

（2）钡餐检查：在透视下显示胃内钡剂向食管反流，也能显示食管炎，但阳性率不高，有时难以判断病变性质。

（3）24hpH 监测：显示过多的酸反流，虽然是迄今为止公认的金标准，但也有假阴性。

（4）核素胃食管反流检查：可用来显示有无过多的胃食管反流，不论是酸性反流还是碱性反流，方法简便，容易接受。但由于检查时间较短，尤其在成人的 GERD 阳性率不高。

（5）食管测压：如能记录出明显的食管动力低下和频繁的一过性下食管括约肌松弛（tLESR），则能解释产生反流的运动病理生理基础。

（6）用 PPI 试验性诊断治疗：1～2 周，为有效方法，但非金标准。

69. 胃食管反流病的治疗原则是什么？

根据病情选用直接减轻反流物刺激作用的药物，如抗酸剂、抑酸剂、胆汁吸附剂，以及黏膜保护剂、促动力剂和 tLESR 抑制剂。

70. 胃食管反流病具体治疗方法有哪些？

（1）一般治疗：应改变不良的生活习惯，防止加重反流，避免刺激物。应停用或慎用某些药物，如硝酸甘油、钙离子拮抗剂、茶碱等。这些药物对食管和胃的动力有抑制作用，因而有利于反流。告诫肥胖患者控制体重。由于部分 GERD 患者的发病主要在餐后，尤其是进餐量大和高脂食物后，应强调节制饮食，尤其是高脂食物。抬高床头 15～20cm，避免餐后立即卧床和睡前至少 2h 不饮水。

（2）药物治疗：根据病情选用直接减轻反流物刺激作用的药物，如抗酸剂、抑酸剂、胆汁吸附剂，以及黏膜保护剂、促动力剂和 tLESR 抑制剂，目前常选用抑酸剂、促动力剂及胃黏膜保护剂 3 类药物，既可单独应用，亦可酌情 2 种或 3 种联合应用。

1）抑酸剂：严重的反流性食管炎如不及时治愈，可能会引起食管黏膜和食管壁纤维化，进一步减弱食管动力功能，从而加重反流。临床上，应用抑酸剂仍是目前治疗 GERD 的重要手段。可选用 H_2 受体拮抗剂和 PPI。H_2 受体拮抗剂包括西咪替丁（400mg，每日 2 次）、雷尼替丁（150mg，每日 2 次）、法莫替丁（20mg，每日 2 次）等多种。目前认为，PPI 是治疗胃食管反流病的首选药物。PPI 包括第一代如奥美拉唑（20mg，每日 1 次或每日 2 次）、兰索拉唑（30mg，每日 1 次或每日 2 次）、泮托拉唑（40mg，每日 1 次或每日 2 次）和新一代有雷贝拉唑（10mg，每日 1 次或每日 2 次）以及埃索美拉唑（40mg，每日 1 次）。

2）促动力剂：增强胃肠道动力，增强抗反流作用，减轻 GERD。常用的促动力剂有西沙比利、莫沙比利（枸橼酸莫沙比利片，5mg，每日 3 次，餐前服用）等胃肠促动力剂，为 5-HT_4 受体激动剂，能增高食管下括约肌压力和食管蠕动收缩幅度，缩短食管反流的时间，增快胃排空。因有造成 QT 间期延长和严重心律失常或猝死的不良反应，现已弃用西沙比利。多潘立酮（10mg，每日 3 次，餐前半 h 服用）为周围性抗多巴胺拮抗剂，通过增快胃排空有利于 GERD 的治疗。红霉素为胃动素受体激动剂，能明显增加 GERD 患者食管的蠕动功能，但尚未见大宗临床应用的报道。

3）tLESR 抑制剂：但到目前为止还没有一种既能有效控制 tLESR，又不影响食管其他动力功能的药物。动物试验及临床研究表明，CCK-A 拮抗剂、抗胆碱能类、吗啡、一氧化氮合酶抑制剂、5-羟色胺拮抗剂和 GABA-B 激动剂等，是作用于迷走神经传入通路或是作用于中枢抑制 tLESR 的产生。GABA-B 激动剂 Baclofen 是一种新型的改善胃、食管动力的药物,能降低胃张力受体的机械敏感性,从而降低迷走神经节前神经元对胃感受机械张力神经传导冲动的敏感性,因而能抑制 tLESR 的发生,且无严重不良反应,已有应用于治疗反流病的报道。

4)胃黏膜保护剂:常用的有铝碳酸镁(0.5～1.0g,每日 3 次,餐后 1～2h、睡前或胃部不适时服用)、硫糖铝(硫糖铝片 1.0g,每日 4 次,饭前 1h 及睡前空腹嚼碎服用;硫糖铝混悬液 10～20mL,每日 2～4 次,餐前 1h 及睡前服用;铝镁加混悬液 15mL,每日 3 次,餐后 1～2h 或睡前服用)、铋剂(得乐胶囊,110mg,每日 4 次,前 3 次于三餐前半 h,第 4 次于晚餐后 2h 服用;或每日 2 次,早晚各服 220mg),通过增强内源性作用,如能增强黏膜的抵抗力而更有利于修复病变的黏膜。铝碳酸镁只作用于病灶部位,不吸收,可持续阻止胆酸和胃蛋白酶对胃的损伤,迅速中和胃酸,并可增强胃黏膜保护因子的作用。

(3)生物反馈治疗:是指应用电的或机械性的仪器,通过视觉、听觉或语言的形式,增加生物机体的感应性,恢复或建立正确的生活习性,达到有效治疗的目的。生物反馈训练可以应用于受自主神经支配的脏器。新近的研究表明,膈脚在抗胃食管反流方面起到外括约肌样的作用,膈肌是随意肌,通过训练使膈脚对下食管括约肌(LES)区域的屏障作用得到加强。在深吸气和增加腹压时膈脚的张力增加,尤其是腹式深吸气膈脚的张力明显升高。膈肌参与吸气活动,尤其是在腹式深吸气时,由于膈肌的腹肌收缩,加强了对 LES 区域的抗反流作用。

(4)内镜治疗:内镜下改变胃食管交界处的张力治疗 GERD,包括内镜下缝合、射频和注射/植入 3 种方法,美国 FDA 已批准应用于临床。其治疗的靶点是通过改变胃食管交界处解剖或组织机构上的特性减少反流的频率或减少反流物量。到目前为止有关内镜下缝合治疗、射频和局部注射/植入的非对照近期疗效观察显示,这些治疗能够改善反流症状、减少抑酸药物依赖,并具有良好的安全性。但内镜下治疗还存在许多问题需要解决,如远期疗效、合理的对照试验、医师的技术水平及所应用的材料和器械等。

(5)内镜扩张治疗:反流性食管炎伴有严重的食管狭窄时,患者吞咽困难,可考虑内镜扩张治疗。但在扩张后,仍需要进行抗反流治疗。

(6)手术治疗:GERD 的手术治疗适用于:①对药物治疗无效者;②长期需药物维持治疗者;③由于胃食管反流引起反复发作的肺炎、哮喘等食管外病变者;④有严重并发症(如穿孔出血、狭窄、Barrett 食管)治疗无效者。手术效果与患者的情况、术式和术者的经验有关。如同时合并食管裂孔疝,可进行裂孔疝修补及抗反流术、重建胃食管交界的抗反流机制。可考虑抗反流手术治疗。目前已经有在腹腔镜下进行抗反流治疗或在胃镜下进行抗反流治疗的报道,短期疗效令人满意,其远期疗效有待继续观察。

71. 胃食管反流病治疗注意事项有哪些？

(1)活动期治疗方案：包括升级治疗和降级治疗。升级治疗是指短期应用(1~2周)H_2受体拮抗剂和促动力剂治疗效果不理想,改为标准剂量PPI或联合促动力剂,8~12周。如标准剂量PPI治疗无效,应进行进一步检查,如是否存在Barrett食管,胃酸测定和幽门螺杆菌(helicobacter pylori, H. pylori)的感染状态。如胃镜检查仍为反流性食管炎,胃内pH<4,可将PPI加量,并进行24h食管pH监测评价治疗效果。降级治疗是指开始就用PPI和(或)联合促动力剂,症状控制后,继续维持治疗,或逐渐改用H_2受体拮抗剂和促动力剂维持治疗。比较推崇的治疗方案为降级治疗,研究显示降级治疗不但能减少患者的医疗费用,而且不影响患者的生活质量,这尤其适用于中重度的GERD。

(2)夜间酸突破的治疗对策：夜间酸突破(NAB)是指夜间胃内pH<4的时间超过1h,发生在午夜至凌晨6:00。NAB可见于正常人群和酸相关性疾病患者。NAB使GERD患者的治疗更复杂。PPI治疗GERD的应用,使GERD的疗效有明显提高。但仍有些GERD患者用PPI治疗后,反流症状控制不满意,或食管黏膜炎症难以愈合。目前认为,对大剂量抗反流治疗效果不佳,且病情较顽固的原因,在一定程度上与NAB有关。目前NAB发生的机制仍在探索中。可试用以下方法：①服用奥美拉唑(20mg,每日1次)者出现NAB可考虑增加PPI剂量,临睡前增加1次；②在服用PPI每日一次同时,临睡前加用H_2受体拮抗剂；③伴有幽门螺杆菌感染的GERD,根除幽门螺杆菌后的利弊尚无定论,但如无明显的胃病根除幽门螺杆菌的指征,又有明显的NAB时,可暂缓根除幽门螺杆菌。

(3)维持治疗的方式：GERD是易反复发作的慢性疾病,只有长期治疗才有可能预防复发和并发症的出现。维持治疗方式可以分为连续治疗、间断治疗和按需治疗。在维持治疗过程中,可根据个人的病情变化采用按需服药的方案,按需治疗是指症状复发时需用抑酸剂,按需治疗可间断服药,出现症状时服药,以缓解症状为原则。按需治疗所用费用低,疗效与长期连续维持治疗相当。

第二节 贲门失弛缓症

72. 什么叫贲门失弛缓症？

贲门失弛缓症是一种原发性食管神经-肌肉病变所致的食管运动功能障碍性疾病,以吞咽时食管下端括约肌松弛异常及食管体部缺乏推进性蠕动为特征的食管运动功能障碍性疾病,是最早为人类所认识和肯定的食管动力性疾病。

73. 贲门失弛缓症临床症状有哪些？

（1）吞咽困难：几乎所有患者均有吞咽困难，也是本病最早出现的症状。早期症状不十分明显或间断性发生，诱发因素有情绪紧张，进食过快或冷、热饮等。患者常感进食后胸骨下部有食物黏附感或阻塞感，可持续多年不被患者注意。疾病进一步发展，患者感觉食物不能咽下，并阻塞在胸骨下端部位。患者常常设法改善吞咽困难如大量饮水，或改站立位，进餐时不断用力咽空气、深呼吸，以及 Valsalva 动作等。

（2）反流：随着吞咽困难加重，食管进一步扩张，大量内容物潴留于食管内，体位改变时可反流出来，患者常主诉仰卧位睡眠时，床上有反流物。反流物因未进入胃腔，故无胃内呕吐物酸臭的特点，并发食管炎、食管溃疡时反流物可含有血液。

（3）胸痛：是病程早期常见主诉，发生率为 40％～90％。性质不一，可为闷痛、灼痛、针刺样痛、刀割样痛或锥痛。疼痛发作有时酷似心绞痛，舌下含服硝酸甘油后也可缓解，疼痛机制不很明确，可能与食管平滑肌强烈收缩或食管潴留性食管炎有关。

（4）体重减轻：本症与吞咽困难程度有关，重者数周内体重减轻可达 20kg 以上。

（5）呼吸道症状：贲门失弛缓症有明显的反流症状，反流物可流入呼吸道引起吸入性呼吸道感染，约 1/3 的患者可出现夜间阵发性呛咳或反复呼吸道感染。

（6）其他：贫血或出血；疾病后期，极度扩张的食管可压迫胸腔内器官而产生干咳、气急、发绀和声音嘶哑等。本病患者很少发生呃逆。

74. 贲门失弛缓症并发症有哪些？

（1）食管癌：贲门失弛缓症患者食管癌的发病率为 1.7％～16.7％，特别是病程达 10 年以上、食管明显扩张潴留严重的患者更易发病。贲门失弛缓症患者合并食管癌时，其临床症状常无明显改变，及时诊断非常困难。好发部位在食管中段，其次为下段。男性多见，好发年龄为 48～51 岁，较无贲门失弛缓症者发生较早。

（2）呼吸系统病变：大约 10％的患者并发慢性支气管肺部疾病。常见有吸入性肺炎、慢性支气管哮喘、肺脓肿、支气管扩张、肺纤维化以及肺结核等。重症患者由于食管高度扩张，内容物充盈压迫气管导致呼吸困难，甚至窒息。

（3）食管黏膜病变：由于食物潴留，化学性或细菌性刺激而引起食管黏膜损害，表现有：①食管炎：内镜下可见充血、渗出和糜烂，严重者可发生溃疡，少数可发生出血或穿孔；②食管真菌病：常见为念珠菌感染，多发生在重症衰弱的患者，受累多在食管中下段，内镜检查见黏膜充血、水肿、糜烂、溃疡或白色伪膜样白斑，真菌特殊培养可明确诊断；③食管黏膜白斑：由于慢性炎症，鳞状上皮角化过度引起的白色斑块样损害，可能是食管癌的癌前病变。

（4）其他少见并发症：偶见食管下段局限性向外膨出形成憩室，食管静脉曲张而不伴门静脉高压、肺性肥大性骨关节病等。

75. 为什么贲门失弛缓症不易诊断？

因为有食管狭窄等并发症的反流性食管炎患者，本病患者反流的内容物与贲门失弛缓症不同，它的反流物可呈酸臭味，有时可含有胆汁；X线钡餐检查时，食管下端无典型的鸟嘴样改变；食管测压时食管下端括约肌压力带较短。所以有以下几种疾病患者情况：

（1）节段性失蠕动：本病是一种与精神、心理因素有关的非特异性吞咽困难。食管测压显示食管末端呈低幅蠕动或无蠕动，故称节段性失蠕动。但具有正常的下食管括约肌静息压和吞咽时松弛功能正常，可与贲门失弛缓症鉴别。

（2）假性贲门失弛缓症：食管-胃结合部的肿瘤，有黏膜下层和肌间神经浸润时，可伴有类似贲门失弛缓症样下食管括约肌高压和吞咽时无松弛称为假性失弛缓。内镜和活检具有重要意义。

（3）Chagas病食管：本病是流行于南美的一种锥虫病，侵犯食管，使肠肌间神经丛退行性变。临床表现与贲门失弛缓症不易区别，也常伴巨食管，食管测压时，下食管括约肌不能松弛，食管失蠕动。本病国内无报道，临床流行病学调查和找病菌与贲门失弛缓症鉴别。

（4）弥漫性食管痉挛：本病是由于食管平滑肌反复高压性、同步收缩所致的胸痛和吞咽困难，食管排空延缓，对胆碱能性药物也具有超敏反应，用硝酸甘油类制剂、钙通道阻滞剂治疗可缓解症状。上述特点与贲门失弛缓症相同，因此鉴别较困难，食管测压有一定的鉴别意义。

（5）硬皮病：本病患者除皮肤表现外，还常有平滑肌损害。明显的免疫学异常和典型的皮肤损害对诊断有帮助。

（6）特发性高张力性下食管括约肌：本病又称特发性下食管括约肌高压症。原因不明，食管测压显示下食管括约肌高压状态（＞30mmHg），有时达45～52.5mmHg，吞咽时可正常松弛或松弛不全，但食管蠕动正常。X线食管吞钡检查无食管扩张等改变，有助于贲门失弛缓症鉴别。

（7）老年性食管：本病是指发生在老年人的功能性食管病。常见的症状是吞咽困难、胸痛或胃食管反流症状，常被怀疑食管癌。本病发生机制可能与老年人神经调节机制失调和平滑肌退行性病变有关。食管测压和食管内镜检查可与贲门失弛缓症和食管癌鉴别。

（8）恶性肿瘤：恶性肿瘤细胞侵犯食管肌间神经丛，损害节后食管下端括约肌的神经支配，或肿瘤环绕远端食管，压迫食管，引起类似贲门失弛缓症的表现。引起这种症状的肿瘤有胃癌、食管鳞癌、淋巴瘤、胰腺癌和肝癌等。对存在症状，且年龄>50岁近期有明显消瘦者,应注意排除恶性肿瘤的可能。

76. 贲门失弛缓症需要做哪些检查?

(1)X线检查:是诊断本病的首选方法。

1)X线胸片:本病初期X线胸片可无异常;随着食管扩张,可在后前位胸片上见到纵隔右上边缘膨出;食管高度扩张、延伸和弯曲时可见纵隔增宽而超出心脏右缘,有时可被误诊为纵隔肿瘤;当食管内潴留大量食物和气体时,可见食管内液平面,大部分患者的胃泡消失。

2)食管钡餐造影:动态造影可见食管的推进性收缩波消失,其收缩具有紊乱及非蠕动性质;食管下端括约肌不随吞咽松弛,而呈间断开放,可见少许造影剂从食管漏入胃内。钡剂充盈时,食管体部,尤其是其远端明显扩张,严重者呈乙状样弯曲,远端食管光滑,末端变细呈鸟嘴状。

(2)内镜检查:镜下所见,食管腔扩大、松弛,腔内潴留物较多,并混有食物残渣。合并巨食管者,食管壁变薄,有时可见局限性向外膨出形成假憩室。食管体部蠕动减弱或完全无蠕动,食管下端有时见到环形收缩皱襞。

(3)食管测压:食管测压时,本病的特征性表现为食管蠕动消失,食管下端括约肌压力增高(>30mmHg),食管下端括约肌不能松弛、松弛不完全或虽松弛但时程短暂(<6s),食管内压增高。

(4)放射性核素检查:应用放射性核素闪烁扫描检查食管通过时间,通常用于食管肌切开术或食管肌扩张术后,用于评价食管排空改善程度或用于检查术后伴发胃食管反流情况,检查方法是空腹12h以上,立位口服15mL水,内含300μCi(1.1mGBq)^{99m}Tc,在γ照相机下连续进行食管区域的放射性核素计数,测出1min和5min食管核素通过百分率。

77. 贲门失弛缓症需要注意哪些事项?

内镜检查合并食管炎时,表现为黏膜充血、糜烂渗出、溃疡形成以及黏膜增厚和息肉样改变。当发现黏膜表面有白色伪膜样覆盖或白斑时,应进行细胞刷片直接查找菌丝或酵母菌,偶见念珠菌性食管炎。贲门口狭窄持续关闭状态,但黏膜光滑、柔软,内镜缓慢滑入狭窄的贲门口进入胃内并不困难。如发现贲门口狭窄、僵硬,表面不光滑,应考虑合并贲门癌的可能,多处取活检进行组织学检查和细胞刷片、印片进行诊断。胃内应仔细观察,有时胃癌可以发生假性贲门失弛缓症。

78. 贲门失弛缓症治疗原则是什么?

尚无有效方法恢复已损害的肌间神经丛功能。对本病的治疗目的在于解除食管下端括约肌的松弛障碍,降低食管下端括约肌的压力和预防并发症。目前可用于本病治疗的手段主要有药物治疗、肉毒碱注射、扩张和食管下端括约肌切开等

4 种。

79. 贲门失弛缓症具体治疗方法有哪些?

(1)一般内科治疗:轻者病例,应指导患者注意饮食习惯,少量多餐,软质食物为宜。进餐时应细嚼慢咽,发生哽噎时可进汤饮食冲下,有精神、心理障碍者应给安慰和必要的镇静剂,避免进食冷饮和刺激性食物。晚期重症患者,由于食管高度扩张潴留食物较多时,可禁食或抽吸使食管排空,可以通过静脉输液给予足够的热量和液体,并注意纠正全身营养不良状态。

(2)药物治疗:内科药物治疗包括硝酸甘油类制剂、钙通道阻滞剂、抗焦虑和镇静药、平滑肌松弛剂。抗胆碱能药物多无效,普鲁本辛、山莨菪碱、1%普鲁卡因10mL 口服等增加食管排空,可试用。硝酸甘油与钙通道阻滞剂合用,较单一用药疗效好。硝酸甘油片,0.6mg,每日 3 次;亚硝酸异山梨醇酯,5mg,每日 3 次;亚硝酸异戊酯,吸入。硝苯地平,10mg,每日 3~4 次;维拉帕米,40mg,每日 3 次。除亚硝酸异戊酯为紧急时吸入外,其他药物均可在餐前 15min 舌下含服。药物治疗的短期疗效可达 50%~70%,但长期疗效(1 年后)的有效率不到 50%。

(3)内镜介入治疗:内镜下下食管括约肌药物注射是近年来发展的介入疗法,方法简单,近期疗效可明显改善吞咽困难症状,常用以下两种药物。

1)油酸氨基乙醇:内镜下将下食管括约肌分为 4 个象限,每个象限注入 5mL,3~4 日后可重复,直至症状缓解。该法突出的并发症是食管狭窄。因此,长期前瞻性疗效尚不能肯定。

2)肉毒杆菌毒素:是一种肌肉胆碱能阻断剂,用于治疗眼睑痉挛、肌张力障碍。该药可抑制突触前神经末梢释放乙酰胆碱,可降低下食管括约肌静息压,用于治疗贲门失弛缓症。取 80~100U 肉毒菌毒素,生理盐水稀释后,分次在下食管括约肌4 个象限内注射,3~6 个月后可重复 1 次。近期疗效 60%~70%,由于肉毒碱会在数日后降解,它对突触前胆碱能受体的作用取消。因此,如要维持疗效,必须要对患者反复注射,远期疗效尚有争议。

(4)食管扩张治疗:扩张治疗术前禁食至少 12h,如食管扩张明显,潴留物多时应延长禁食时间,必要时将食管内残渣吸引,清除冲洗干净。扩张术应有 X 线监测。常用扩张方法如下:

1)流体静力性扩张:通过引导线用 41F 和 50F 的扩张橄榄探条进行扩张。48 小时后再进行水囊扩张,同时监测其压力。

2)气囊扩张:采用 Browne McHardy 和 Hurst Tucker 的水银空气扩张器,方法基本与流体静力扩张相似,但用空气代替水进行扩张。另一种 Sippy 扩张袋方法,患者需先吞咽一丝线引导,将扩张袋置于贲门部进行充气扩张。国内报道应用内镜引导,扩张用特制气囊,置于贲门部,注气 40~50mL,压力 200.25~

249.75mmHg,获得满意的效果,操作方法简单,不需要 X 线监测。

3)钡囊扩张:使用套囊内充钡的方法,在 X 线监测下,向气囊内注入 25%～30% 的钡剂,达到扩张的目的。

4)探条扩张:通常用直径为 18F 的探条扩张器,直接或内镜引导,扩张狭窄部位,效果不如气囊。

5)金属扩张器:目前使用的是改良的 Stark 扩张器,在直视下经口将扩张器置于确切的位置。

6)Witzel 扩张器:为一长 20cm 的聚乙烯管,外附有充气装置和一个长 15cm 的气囊。由胃镜引导经口送入胃内,胃镜顶端入胃后后屈,反转法在贲门部可见气囊的下段,推进内镜,使气囊中点与贲门平行,充气至压力达 300mmHg,维持 1min 扩张,治疗贲门失弛缓症的优点是不破坏下食管括约肌的弹性,疗程短,患者乐于接受。

无论哪一种扩张方法,1 年随访临床成功率可达 90% 以上。

(5)外科治疗:经内科保守治疗无效,或合并严重并发症,怀疑癌肿,扩张术失败或穿孔者应进行手术治疗。手术的方法包括缩窄扩大的食管腔、缩短屈曲延长的食管、扩张下食管括约肌区、食管-胃部分切除吻合或转流手术、贲门成形术和食管肌切开术等。术式较多,改良的 Heller 术运用最广泛,经胸的 Heller 肌层切开术是开放性手术的标准方法,术后症状缓解率可达 80%～90%,但其中不少患者术后并发反流性食管炎,比例可达 10%～46%,为此,有人主张在做 Heller 手术时加做抗反流手术。

(6)微创肌切开术:由于内镜和微创外科技术的发展,开始试图用腹腔镜行食管贲门肌切开术和经胸腔镜食管贲门肌切开术,逐渐代替传统的剖腹和开胸手术。尤其是腹腔镜肌切开术,由于更容易暴露食管和胃,操作较经胸手术容易,手术并发症较少。

80. 贲门失弛缓症治疗时需要注意哪些事项?

(1)肉毒杆菌毒素注射:应严格选择适应证,对年龄大于 50 岁,药物治疗无效,且不能耐受扩张方式或肌切开者可试用本法。由于肉毒碱会在数日后降解,它对突触前胆碱能受体的作用取消。因此,如要维持疗效,必须要对患者反复注射。

(2)常规扩张器治疗:仅能产生极短暂的效果,而使用气囊扩张器时,气囊内压力可达 200～300mmHg,食管腔可达 3cm。因此,常可收到较好的疗效。预测一次气囊扩张后效果的最佳指标是扩张后食管下端括约肌压力,如食管下端括约肌压力 <10mmHg,其疗效维持时间较长;如食管下端括约肌压力 >20mmHg,治疗几乎无效。一次扩张效果不满意,可再重复。食管穿孔是本法最严重的并发症,发生率为 1%～5%,有人主张在做气囊扩张后,常规进行水溶性造影剂造影,以防止食管穿孔。扩张术的并发症有穿孔、出血、胃食管反流和疼痛等。为防止并发症发生,开始应严密进行监护,6h 开始进流食,24h 后可进软食。必要时给予抗生素、输液,发生穿孔者,应进行外科监护。

(3)微创肌切开术:术前应掌握适应证,确定切开长度,术前最好做食管测压,了解下食管括约肌长度和压力。微创手术疗效与开放式手术疗效相当,但创伤性小,并减少术后并发症。术后最常见的并发症是胃食管反流。因此,术中应同时行预防反流的处理如肌切开术,同时行胃底折叠术。

第三节　食管裂孔疝

81. 什么叫食管裂孔疝?

食管裂孔疝是指胃的一部分经过横膈的食管裂孔持久或反复地突入胸腔而形成的疝。一般按解剖学特征分为以下 4 类:①滑动型裂孔疝:是食管的膈下段及胃底的一部分经过食管裂孔突入胸腔所造成;②食管旁疝,又称滚动型裂孔疝:食管旁疝是由于膈食管裂孔的左前缘薄弱或缺损,胃底的一部分(主要是大弯侧)从食管的左前方突入胸腔;③混合型裂孔疝:指滑动型和食管旁疝同时存在的裂孔疝;④先天性短食管性裂孔疝:极为少见,它是由于胚胎发育障碍,食管下段及部分胃底位于胸腔内,出生后仍未降至膈下正常位置所致。

82. 食管裂孔疝有哪些症状?

(1)胸骨后烧灼感或隐痛及反胃:为滑动型裂孔疝最常见的症状。约 1/3 的患者伴有胃食管反流而引起典型的反流性食管炎,表现为胸骨下端、剑突下烧灼感或疼痛,如疼痛放射至背部或肩胛间区,可被误诊为脊柱病变,放射至左前胸者可被误诊为冠状动脉粥样硬化性心脏病引起的心绞痛。疼痛可因嗳气、呃逆、平卧、弯腰、蹲下、咳嗽、饱食后用力屏气而诱发或加重,站立、半卧位、散步、呕吐食物或酸水后症状可减轻。上述症状一般在 1h 内自行缓解。反胃也是常见症状,有时可反出未完全消化的食物,或酸水突然涌满口腔。症状的轻重与疝囊的大小有关,疝囊小者往往疼痛较重,而疝囊大者则很少剧痛,这可能与食管的清除能力有关。

(2)吞咽困难:患者常于进食后有食物停滞于胸骨下段的感觉;伴食管炎症、糜烂和溃疡者可有明显的吞咽疼痛;而长期反流性食管炎、食管溃疡引起瘢痕收缩造成食管狭窄时可出现吞咽困难,进食过快或进食过热、过冷、粗糙食物时更易发作。此外,食管旁疝即使无并发症,也易有吞咽困难的感觉。

(3)上腹痛:上腹痛的感觉常不典型,疼痛向下背部放射,甚至向上肢和下颌放射,可因吞咽、进食诱发,因热饮或饮酒而加重。

(4)压迫症状:巨大裂孔疝压迫心肺和纵隔可产生气急、心悸、咳嗽、发绀、肩痛和颈痛等症状。贲门部疝入食管裂孔受压时可反射性地引起咽部异物感。

(5)贫血:15%裂孔疝患者伴有缺铁性贫血,部分患者的贫血与上消化道出血有关。食管旁疝患者的贫血与消化道出血的发生率明显高于滑动型裂孔疝。除食管炎和食管溃疡引起出血外,较大疝囊本身也可出血。

83. 食管裂孔疝有哪些并发症?

(1)食管炎、食管溃疡和食管狭窄:约1/3的裂孔疝患者并发食管炎,如已有短食管者,食管炎发病可达80%;50%的食管炎患者可有食管边缘的急性浅表性溃疡,10%的患者有慢性深溃疡;病程长者可有食管缩短、狭窄。

(2)上消化道出血:由并发的反流性食管炎、食管溃疡或晚期食管癌引起。25%～35%的裂孔疝患者可出现上消化道出血,单纯性食管炎患者大多仅为少量出血,极少大出血。

(3)绞窄:滑动型可复性裂孔疝极少发生绞窄,但食管旁疝如全胃突入胸腔,或疝囊过大、部分胃体及胃底均突入胸腔,此时可因裂孔口压迫胃底、胃扭转等原因引起胃血供障碍,形成绞窄而缺血坏死,严重者可出现胃穿孔和大出血。

(4)食管-冠状动脉综合征:本病出现疼痛时可刺激迷走神经,反射性地引起冠状动脉供血不足,心电图出现心肌缺血性改变。心脏虽无器质性病变,而临床上可出现胸闷、心前区紧束感,阵发性心律失常等酷似冠心病的症状,称为食管-冠状动脉综合征。

(5)食管癌:0.5%～1%的裂孔疝患者可并发食管癌,癌灶常位于鳞状-柱状上皮交界处。其发生可能与反流性食管炎有关。

(6)其他:食管裂孔疝与胆石症、结肠憩室并存时为Saint三联症;与胆囊疾病、十二指肠溃疡并存时为Casten三联症。食管裂孔疝常伴幽门部病变,当发现有以幽门肥厚、幽门狭窄为主要表现的患者,应注意排除食管裂孔疝。

84. 食管裂孔疝有哪些检查?

(1)钡餐检查

1)食管裂孔疝的直接X线征象:膈上食管胃环、膈上疝囊、疝囊内黏膜皱襞影和食管下段括约肌收缩环上升是食管裂孔疝的重要征象。食管胃环是在疝囊上出现的深浅不一的对称性切迹;膈上疝囊即胸内胃,钡餐检查时,可在左侧膈上见到囊状胃底阴影,此即为疝囊。疝囊大小不一,通常长2～5cm。疝的外形很光整,疝囊的上界为下食管括约肌,下界为环状缩窄的食管裂孔。食管裂孔疝在膈上可见胃黏膜皱襞,其特点为黏膜皱襞明显增粗,有扭曲,并与胃黏膜相连,与纵向平行且较细的食管黏膜明显不同;食管裂孔疝时,食管下端括约肌可收缩升高,并成为疝囊的上端。

2)食管裂孔疝的间接 X 线征象:膈食管裂孔增宽(＞2cm);钡剂反流入膈上疝囊(＞4cm);食管-胃角(His 角)变钝;膈以上部位出现功能性收缩环。

(2)内镜检查

1)直接征象:鳞状-柱状上皮交界线位于膈裂孔之上,距门齿 38cm 以内;膈上可见扩张的囊袋,在吸气时扩张,呼气时缩小。

2)间接征象:与食管裂孔疝的并发症有关,如反流性食管炎、炎性纤维狭窄及边缘溃疡等。

(3)食管测压:主要变化为食管下端括约肌的高压带上移及压力下降;约 10％的患者由于反流性食管炎引起的食管弥漫性痉挛,食管下端括约肌可出现异常高压。

85. 食管裂孔疝检查需要注意哪些事项?

X 线钡餐检查诊断食管裂孔疝最为常用,但往往需用手法帮助才能显示出疝,令患者左侧卧位,头低,当胃内充满钡剂后,以手压迫腹部,令患者用力屏气,此时可出现裂孔疝征象。一次阴性不能排除本病,需多次重复检查。

86. 食管裂孔疝治疗原则是什么?

无症状、无并发症的滑动型裂孔疝患者无须治疗,大多数有症状的裂孔疝患者仅内科治疗就可控制;有严重并发症的滑动型裂孔疝患者和食管旁疝患者均应考虑手术治疗。

87. 食管裂孔疝具体治疗方法有哪些?

(1)内科治疗:目的主要是为了降低腹腔压力,防止或减少反流,以缓解症状及减少并发症。其主要治疗方法与反流性食管炎相同,服用制酸剂,调节饮食,避免引起腹内压增高的活动。

(2)外科治疗:2％～4％的患者需要手术。手术指征:症状明显、经内科长期治疗无效,有重度反流性食管炎、食管狭窄、上消化道大出血,或由于反流导致反复肺部感染及食管癌等严重并发症;长期消化道出血合并贫血;裂孔疝发生急性嵌顿或绞窄;食管旁疝、混合型裂孔疝可能并发胃壁或其他疝出的腹内脏器嵌顿,由于巨大的疝内容物挤压肺,即使没有明显症状,也应及时手术。患者一旦出现疝内容物嵌顿坏死、大出血和梗阻症状,则需急诊手术处理。

88. 食管裂孔疝治疗注意事项有哪些?

(1)大多数滑动型食管裂孔疝症状较微,轻度、中度食管炎多见,这些患者应先做内科治疗。可服制酸剂,调节饮食,避免腹部压力升高的活动,睡眠时取高枕位、左侧卧位等措施。如反流性食管炎已发展到Ⅲ级,为避免出现食管狭窄,应考虑手术。食管旁疝不管有无症状都应及早手术治疗;混合型裂孔疝也应手术治疗,以避免并发胃梗阻和绞窄。

(2)关于反流性食管炎的内科治疗,如用抗酸药、藻酸或抗酸复方药均可缓解症状,使炎症减轻,但多数采用 H_2 受体拮抗剂,其疗效比较肯定。对重症病例,奥美拉唑优于常规剂量的雷尼替丁。所有抗酸药虽有近期疗效,但并不能改变其自然病程,停药后复发率较高。因此,最终还需要作疝修补及抗酸的手术治疗。

(3)手术适应证与禁忌证:外科治疗食管裂孔疝主要考虑其解剖缺损本身。食管旁疝、混合型裂孔疝和多器官裂孔疝可能并发胃壁或其他疝出的腹内脏器钳闭或绞窄,由于巨大疝内容物挤压肺,尽管无明显症状,也应及早手术。无症状的滑动型裂孔疝只在门诊随诊,不必手术。有反流性食管炎的滑动型裂孔疝,在其发展到溃疡型食管炎、食管缩窄或出血,或由于反流引起肺部反复感染,应考虑手术治疗。关于柱状上皮覆盖的食管,为预防癌变,也有人主张手术。手术禁忌证:有急性感染,严重心肺衰竭和肝、肾功能损害的病例和晚期癌症患者均禁忌手术。食管裂孔疝多发生在老年男性,年龄本身不是一个手术禁忌证,除非有明显的衰老体征。

(4)手术方法选择:治疗裂孔疝与反流性食管炎的手术应包括修补松弛的食管裂孔,延长并固定膈下食管段,重建抗反酸的活瓣机制。

第四节　功能性食管病

89. 什么叫功能性烧心?

功能性烧心是指在无病理性胃食管反流或病理基础的食管动力结构异常的情况下,反复发作的胸骨后烧灼感。功能性烧心患者在症状发作时可伴有酸反流,但 24h 食管 pH 监测食管酸暴露时间正常。

90. 功能性烧心有什么临床症状?

(1)主要症状:表现为胸骨后烧灼不适或疼痛。

(2)次要症状:嗳气、反胃、腹胀、上腹不适、早饱等症状。

91. 为什么功能性烧心不易诊断?

(1)烧心是 GERD 最常见症状,应行胃镜检查和(或)24h 食管 pH 监测予以鉴别。GERD 患者食管中下段有红斑、渗出、黏膜变脆、糜烂、溃疡、狭窄等病变,病理活检示基底细胞层增厚,乳头向上皮腔延长,固有膜炎性细胞浸润、糜烂、坏死、Barrett 食管等病变。24h 食管 pH 监测示 pH<4 的时间在 4% 以上(或超过 1h)。

（2）贲门失弛缓症以吞咽困难为主要症状,部分患者亦可出现烧心、胸痛等症状。X线食管钡餐检查示食管中下段扩张,下段光滑变细呈鸟嘴样改变,食管测压示下食管括约肌压力升高,可达4.66kPa(35mmHg),在吞咽时下食管括约肌不会松弛。

（3）弥漫性食管痉挛是一种高压型食管蠕动异常的食管动力障碍性疾病,以吞咽困难、胸痛为主要表现,部分患者可有烧心症状。食管吞钡X线检查示食管下段蠕动波减弱或食管中下段出现强烈的痉挛性收缩。食管测压示食管中下段出现高幅宽大、畸形的蠕动波,其波幅>20kPa(150mmHg),持续时间>6s,食管体部蠕动速度减慢,而上食管括约肌和下食管括约肌功能基本正常。

（4）冠心病以心绞痛为主要症状,但部分患者心绞痛呈灼痛,类似于烧心。可做心电图、运动试验等检查,必要时可做冠状动脉造影。

92. 功能性烧心有哪些检查？

（1）首要检查

1)上消化道内镜检查:排除食管炎。

2)X线食管钡餐检查:排除贲门失弛缓症和弥漫性食管痉挛。

（2）次要检查:行24h食管pH监测,如为生理性反流则考虑为功能性烧心。

93. 功能性烧心治疗的要点是什么？

（1）治疗原则:根据病情选用直接减轻反流物刺激作用的药物,如抗酸剂、抑酸剂、胆汁吸附剂以及黏膜保护剂、促动力剂和tLESR抑制剂。

（2）具体治疗方法:有烧心症状时,可服用抗酸药如氢氧化铝片(2～3片,每日3次,餐前1h嚼碎后服用)、铝碳酸镁(0.5～1.0g,每日3次,餐后1～2h,睡前或胃部不适时服用)、胃舒平(2～4片,每日3～4次,饭前半h或胃痛发作时嚼碎后服)等。如这些药物不能缓解症状,可选用促动力药如多潘立酮(10mg,每日3次,餐前半h)、莫沙比利(枸橼酸莫沙比利片,5mg,每日3次,餐前服用)等,H_2受体拮抗剂如西咪替丁(400mg,每日2次)、雷尼替丁(150mg,每日2次)、法莫替丁(20mg,每日2次)等,PPI如奥美拉唑(20mg,每日1次或每日2次)、兰索拉唑(30mg,每日1次或每日2次)、泮托拉唑(40mg,每日1次或每日2次)、雷贝拉唑(10mg,每日1次或每日2次)以及埃索美拉唑(40mg,每日1次)。

（3）治疗注意事项:上述这些药物对症状指数阳性者(即症状与反流相关者)疗效较好,而症状指数阴性者疗效较差。有焦虑或抑郁的患者可用抗焦虑药或抗抑郁药治疗。

94. 什么叫功能性吞咽困难？

功能性吞咽困难是以食物通过食管体部时感觉异常为特征,其诊断需要明确除外结构性病变、GERD 以及有组织病理学依据的食管动力障碍。

95. 功能性吞咽困难有哪些临床症状？

按罗马Ⅲ标准必须包括以下所有条件：①固体和（或）液体食物通过食管有黏附、存留或通过异常的感觉；②无胃食管酸反流导致该症状的证据；③没有以组织病理学为基础的食管运动障碍。诊断前症状出现至少 6 个月，近 3 个月满足以上标准。

96. 功能性吞咽困难有哪些检查？

在排除结构性疾病的检查中，以下 5 种情况应特别予以注意：

（1）食管钡餐透视（造影）筛查发现动力障碍，有助于食管黏膜环或食管狭窄的诊断。

（2）嗜酸细胞性食管炎能导致患者（特别是在年轻男性患者）对固体食物吞咽困难，胃镜下活检有助于排除嗜酸细胞性食管炎的诊断。

（3）对于常规检查未发现结构性病变的患者，应进行食管压力测定，在检查过程中吞咽食物能提高其诊断率。

（4）在病因不明的患者中，有 34%～70%存在非特异性弥漫性食管动力异常，但这些动力异常可能不是造成吞咽困难的病理性原因。因此，动力异常的存在并不能排除功能性吞咽困难的诊断。弥漫性食管痉挛动力异常的诊断标准已经很明确，但在一些病例中，很难将其与非特异性动力障碍区分开来。

（5）吞咽困难与胃食管反流的关联不大。

97. 功能性吞咽困难治疗要点是什么？

应尽量向患者解释病情，并让其避免一些诱发因素，进食时应细嚼慢咽，同时调整可能存在的心理因素。该病症有时可自行缓解，对于症状较重者，可在临床评估后采用为期 2～4 周的抗反流治疗，对于治疗无效且缺乏反流证据者，应停止用药。此外，还可试用平滑肌松弛药、抗胆碱能药、抗焦虑抑郁药。对少数患者，可考虑进行机械性干预，如扩张治疗等。

第五节　食管癌

98. 什么叫食管癌？

食管癌是常见的发生于食管的恶性肿瘤，50%位于食管中段，30%为食管下段，包括鳞状细胞癌、腺癌，前者发病率高，近年西方腺癌的发生占新发病例的50%。我国食管癌的高发区在太行山、秦岭、闽粤交界等地区。总体食管癌男性发病高于女性(7∶1),但高发区性别差异不大,发病率随年龄的增长而上升,高发区发病年龄比低发区提前 10 年。

99. 食管癌临床症状有哪些?

(1)吞咽哽噎或吞咽困难:是食管癌的最主要和突出的表现,即使早期患者也会有吞咽不适,常被误诊为食管损伤。随后出现进行性吞咽困难,先对固体食物而后进半流质、流质饮食亦有困难。吞咽困难的程度取决于食管周径受侵范围,而与肿瘤大小关系较少。因食管壁有高度的弹性,周径尚存 1/3 属正常者还能吃普通饮食。吞咽困难的程度与病理类型有一定的关系,它更与局部炎症水肿、精神情绪有关。因此不能单凭症状来判断病变的大小和作为诊断的依据,更不可作为某种药物或方法的治疗效果标准。

(2)咽下疼痛:早期进食时发生胸骨后灼痛、刺痛,摄入刺激性食物(过热、酸性、辛辣)时更明显。晚期可有放射痛,而持续性、穿透性胸背部疼痛,应疑为癌组织外侵或椎体转移。

(3)反流与呕吐:随着肿瘤的发展,食管腔阻塞,食物残渣潴留,出现反流与呕吐,呕吐物多为食物、唾液、黏液的混合物,有时有血迹、溃烂组织。

(4)胸背疼痛:有些患者在吞咽食物时有胸骨后沉重、钝痛和堵塞感。少数有刺痛和烧灼感。在贲门癌病例,有时因癌表面的溃疡被胃酸侵蚀而出现与胃溃疡相似的胃痛症状,若有持续性胸背疼痛,多半是原发癌外侵或转移癌压迫肋间神经或纵隔神经所致,这种症状的出现说明切除是比较困难的。

(5)呼吸系统症状:癌压迫气管引起咳嗽,呼吸困难。当癌组织穿破气管而发生气管-食管瘘时,有进食呛咳,肺炎、肺脓肿,发热和吐脓臭气味的痰等。

(6)神经麻痹症状:侵犯喉返神经出现声音嘶哑。当侵犯膈神经而致膈肌麻痹时,则发生呼吸困难和膈肌反常运动。

(7)转移的现象:锁骨上淋巴结增大是食管癌远处转移最常见的部位。常伴有声音嘶哑、肿块和腹水。身体各部位的持续疼痛,应联想到骨骼转移的可能性。

(8)恶病质:表现为极度的消瘦和衰竭。

100. 为什么食管癌不易诊断?

首先食管癌的早期发现和早期诊断十分重要。然后凡年龄在 45 岁以上(高发年龄在 35 岁以上),最后出现进食后胸骨后停滞感或咽下困难者,应及时做有关检查,以明确诊断。

101. 食管癌与之相鉴别的疾病有哪些?

(1)贲门失弛缓症:是由于食管肌间神经丛等病变,引起食管下段括约肌松弛障碍所致的疾病。临床表现为间歇性咽下困难、食管反流和下端胸骨后不适或疼痛,病程较长,多无进行性消瘦。X线吞钡检查见贲门梗阻呈漏斗状或鸟嘴状,边缘光滑,食管下段明显扩张。吸入亚硝酸异戊酯或口服、舌下含服硝酸异山梨酯5～10mg可使贲门弛缓,钡剂随即通过。

(2)GERD:是指胃十二指肠内容物反流入食管引起的病症,表现为烧心、吞咽性疼痛或吞咽困难。内镜检查可有黏膜炎症、糜烂或溃疡,但无肿瘤证据。

(3)食管良性狭窄:可由误吞腐蚀剂、食管灼伤、异物损伤、慢性溃疡引起的瘢痕所致,食管钡餐检查可见食管狭窄、黏膜消失、管壁僵硬,狭窄与正常食管段逐渐过渡。内镜加直视下活检可明确诊断。

(4)食管良性肿瘤:主要为少见的平滑肌瘤。吞咽困难较轻,进展慢,病程长。食管钡餐、内镜及超声内镜检查有助于诊断。

(5)食管周围器官病变:如纵隔肿瘤、主动脉瘤、甲状腺肿大、心脏增大等均可造成食管不同程度的狭窄,食管钡餐等检查有助于鉴别。

(6)癔球症:又称梅核气。多见于青年女性,时有咽部异物感,但对进食无妨碍。其发病常与精神因素有关。近年来,随着食管测压检查的推广,有人发现,近一半的本病患者有食管上括约肌障碍,并非如以前所认为的是一种神经症。因此,本病患者除应做食管钡餐和内镜检查,以排除食管的器质性疾病,有条件者,还应做食管测压检查。

102. 食管癌有哪些检查?

(1)首要检查

1)内镜检查与活组织检查:是发现与诊断食管癌的首选方法。可直接观察病灶的形态,并可在直视下做活组织病理检查,以确定诊断。内镜下食管黏膜染色法有助于提高早期食管癌的检出率。用甲苯胺蓝染色,食管黏膜不着色,但癌组织可染成蓝色;用卢戈碘液,正常鳞状细胞因含糖原而着棕褐色,病变黏膜则不着色。

2)食管黏膜脱落细胞检查:主要用于食管癌高发区现场普查。吞入双腔塑料管线套网气囊细胞采集器,充气后缓缓拉出气囊。取套网擦取物涂片做细胞学检查,阳性率可达90%以上,常能发现一些早期病例。

(2)次要检查

1)食管X线检查:早期食管癌X线钡餐造影的征象有:①黏膜皱襞增粗,迂曲及中断;②食管边缘毛刺状;③小充盈缺损与小龛影;④局限性管壁僵硬或有钡剂滞留。中晚期病例可见病变处管腔不规则狭窄、充盈缺损、管壁蠕动消失、黏膜紊乱、软组织影以及腔内型的巨大充盈缺损。

2)食管CT扫描检查:可清晰显示食管与邻近纵隔器官的关系。如食管壁厚度>5cm,与周围器官分界模糊,表示有食管病变存在。CT有助于制订外科手术方式、放疗的靶区及放疗计划。但CT扫描难以发现早期食管癌。

3）超声内镜：能准确判断食管癌的壁内浸润深度、异常增大的淋巴结以及明确肿瘤对周围器官的浸润情况。对肿瘤分期、治疗方案的选择以及预后判断有重要意义。

103. 食管癌检查注意事项是什么？

食管癌的诊断主要取决于内镜下活检病理，有时须反复取活检才能确诊。

104. 食管癌治疗原则是什么？

食管癌的治疗原则主要为外科手术及包括放疗、化疗、经内镜治疗等在内的非手术治疗，目前还推崇手术与放疗、化疗相结合的综合治疗方法。

105. 食管癌具体治疗方法有哪些？

（1）手术治疗：手术切除是食管癌治疗的首选方法。我国食管外科手术切除率已达 80％～90％，术后 5 年存活率已达 30％以上，而早期切除常可达到根治效果。

（2）放射治疗：由于食管癌主要是鳞癌，对放疗较敏感。放疗的适应证较外科手术为宽，上段食管癌放疗效果不亚于手术，故放疗作为首选，不能切除的中、下段食管癌均可做放疗。对晚期患者，即使已有左锁骨上淋巴结转移者也应尽量做姑息治疗，但已穿孔或有腹腔淋巴结、肝、肺或骨的广泛转移时，则不宜再做放疗。^{60}钴治疗的适宜剂量 30～40Gy（3000～4000Rad）。手术前放疗可使癌块缩小，提高切除率和存活率。放疗源的选择可采取以下原则：颈段及上胸段食管癌选用 ^{60}Co 或 4～8mV X 线；中胸及下胸段食管癌选用 18mV 或 18mV 以上 X 线照射，也可选用 ^{60}Co 远距离外照射。根治性放疗每周照射 5 次，每次 1.8～2.0Gy，总剂量为 60～70Gy/7～8W。姑息性放疗也尽量给予根治量或接近根治量。术前放疗主要适用于食管癌已有外侵，临床估计单纯手术切除有困难，但肿瘤在放疗后获得部分退缩可望切除者。术前放疗的剂量为 30～70Gy/4～8W，放疗后 4～6 周再做手术切除。对姑息性切除后肿瘤有残留、术后病理检查发现食管切端有癌浸润、手术切缘过于狭窄、肿瘤基本切除但临床估计可能有亚临床病灶残留者，应进行术后放疗，以提高 5 年生存率。术后放疗剂量为 50～70Gy。近有学者建议采用食管癌体外三野照射法、超分割分段放疗，以及采用 ^{60}Co、^{137}Cs、^{192}Yb 食管腔内近距离放疗，以减少肺组织及脊髓所受的放射剂量而减轻放射损伤，提高放疗的疗效。

（3）化疗：化疗通常用于不能手术或放疗的晚期病例，其疗效虽仍不满意，但对于预防和治疗食管癌的全身转移，化疗是目前唯一确切有效的方法，因此化疗在食管癌的治疗中占有重要位置。单药化疗有效率在 6％～37％，联合化疗的有效率在 10％～86％。临床常用的药物有博来霉素（BLM）、阿霉素（ADM）、甲氨蝶呤（MTX）、环己亚硝脲（CCNU）、氟尿嘧啶（5 - FU）、依托泊苷（VP - 16）、顺氯氨铂（DDP）等。目前，临床大多采用以 DDP 和 BLM 为主的联合化疗方案。下面介绍

3种常用化疗方案：① DDP＋BLM：DDP，3mg/kg，第 1 日，静脉注射；BLM，10mg/m²，第 3～6 日，静脉注射；第 29 日开始第 2 个疗程，隔 6～8 周行第 3 个疗程。②DDP＋BLM＋MTX：DDP，50mg/m²，第 4 日，静脉注射；BLM，10mg/m²，第 1 日、第 8 日、第 15 日，静脉注射；MTX，40mg/m²，第 1 日、第 8 日，静脉注射，每隔 3 周重复。③DDP＋ADM＋5－FU：DDP，75mg/m²，第 1 日，静脉注射；ADM，30mg/m²，第 1 日，静脉注射；5－FU，600mg/m²，第 1 日、第 8 日，静脉注射；第 29 日重复。有条件者可用奥沙利铂替代 DDP，以减轻 DDP 引起的肾和骨髓毒性。联合化疗的疗效较单药化疗有提高，但其毒副反应也增加，故重症患者不宜应用，取合化疗期间还应密切注意肾、骨髓、心脏、胃肠道等器官的功能变化。

（4）综合治疗：临床治疗食管癌的方法较多，如手术、放疗、化疗、生物治疗等，但无论哪种治疗方法都有其一定的局限性，单用一种方法治疗往往得不到令人满意的疗效。近年来，国内外许多学者对食管癌采取了合理而有计划的综合治疗，疗效总的来说较为满意，提高了治疗后无病生存期和远期生存率。

（5）内镜介入治疗。

106. 食管癌内镜介入治疗适合哪些？

（1）早期食管癌：对于高龄或因其他疾病不能行外科手术的患者，内镜治疗是一种有效的治疗手段。

1）内镜下黏膜切除术：适用于病灶＜2cm，无淋巴转移的黏膜内癌。

2）内镜下消融术：激光、微波等也有一定疗效，缺点是治疗后不能得到标本用于病理检查。

（2）进展期食管癌

1）单纯扩张：方法简单，但作用时间短且需反复扩张；对病变范围广泛者常无法应用。

2）食管内支架置放术：是在内镜直视下放置合金或塑料的支架，是治疗食管癌性狭窄的一种姑息疗法，可达到较长时间缓解梗阻，提高生活质量的目的；但上端食管癌与食管-胃连接部肿瘤不易放置。

3）内镜下实施癌肿消融术等。

107. 食管癌治疗注意事项是什么？

在确定手术治疗时，患者的性别、年龄、病期、症状、病变部位和病理类型等因素与肿瘤的切除有一定的关系。

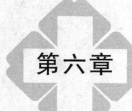

第六章

胃疾病

第一节　急性胃炎

108. 什么叫急性胃炎？

急性胃炎是指不同病因所致的胃黏膜急性炎症，是最常见的一种消化道疾病。可以是弥漫性的全胃炎，也可局限于胃窦部或胃的其他部位。急性胃炎可分为单纯性胃炎、出血糜烂性胃炎、化脓性胃炎和腐蚀性胃炎。

109. 急性胃炎临床症状有哪些？

（1）腹痛：多位于上腹部，呈绞痛、胀痛或烧灼样痛，疼痛可剧烈难忍也可较轻。

（2）恶心、呕吐：常为急性胃炎患者较为突出的表现，常为患病后就医的主诉症状，有时恶心非常剧烈，但呕吐物不多，为酸臭的食物，呕吐剧烈时可吐出胆汁，甚至引起胃黏膜或贲门黏膜撕裂，进而呕出鲜红血液或咖啡色血性胃液。

（3）因食物中毒而致病者多伴有急性肠炎，常于进食数 h 至 24h 内发病，出现脐周疼痛、腹泻、发热、失水甚至休克。

（4）上腹部饱胀、嗳气、反酸、烧心、流涎及食欲减退等消化不良症状。

110. 为什么急性胃炎不易诊断？

因为胃炎是一种常见病及多发病，根据病史及临床症状较易诊断，但有些疾病常易不易诊为急性胃炎，所以对这些疾病应掌握其特点。

（1）急性阑尾炎：本病早期可出现上腹痛、恶心、呕吐、但随着病情的进展，疼痛逐渐转向右下腹，且有固定的压痛及反跳痛，多伴有发热、白细胞增高、中性粒细胞明显增多。

（2）胆囊炎、胆石症：有反复发作的腹痛，常以右上腹为主，可放射至右肩背部。

查体时注意巩膜、皮肤黄染。右上腹压痛、墨菲征阳性,或可触到肿大的胆囊。B型超声检查发现胆囊内有结石或囊壁不光滑、血胆红素定量、尿三胆检测有助于诊断。

(3)急性胰腺炎:急起出现的腹痛、恶心呕吐。腹痛位于上腹部正中或偏左,患者喜欢取前屈位缓解疼痛。呕吐较频繁。上腹部饱满或有肌紧张,正中或偏左区域有明显压痛,化验血或尿淀粉酶明显增高。严重者可出现皮下淤血、休克、呼吸衰竭及肾衰竭。

(4)胸腔疾病:如大叶性肺炎、急性胸膜炎、心肌梗死等疾病发病初期可有不同程度的腹痛、恶心、呕吐,常被误诊为急性胃炎。如详细询问病史、体格检查及必要的X线胸片、心电图辅助检查,不难诊断。

111.　急性胃炎有哪些检查?

(1)胃镜检查:胃镜检查可以明确急性胃炎的性质和严重程度,且可以获取病理组织学的诊断。镜下主要表现为呈弥漫分布的胃黏膜充血、多发性糜烂、出血灶和浅表溃疡。一般应激所致者胃黏膜病损以胃体、胃底为主,而非甾体抗炎药或乙醇所致者则以胃窦为主。内镜检查应在出血发生后24~48h内进行,因病变(特别是非甾体抗炎药或乙醇引起者)可在短期内消失,延迟胃镜检查可能无法确定出血病因。病理组织学特征为胃黏膜固有层见到以中性粒细胞为主的炎症细胞浸润。

(2)血常规及血培养:多数患者白细胞在正常范围内或轻度增高,沙门菌属感染者可轻度减少。呕吐物或可疑食物培养可能发现致病菌,血培养阴性。

(3)幽门螺杆菌检测:在急性胃炎中幽门螺杆菌感染是其病因之一,可通过胃镜下取胃黏膜组织,进行快速尿素酶检查或病理组织学银染色法检查,也可以采用非侵入性^{13}C-尿素呼吸试验或^{14}C-尿素呼吸试验检查,而且后者可作为治疗前后的观察指标之一。血中幽门螺杆菌的抗体检测,只表明既往感染不宜判断是否为现症感染。

112.　急性胃炎检查注意事项是什么?

内镜检查在患者病情允许时应尽早进行,因为胃黏膜修复速度较快,延迟检查可能得到阴性结果。对服用非甾体抗炎药(特别是传统的非甾体抗炎药,如吲哚美辛)的患者或进行机械通气的危重患者进行胃镜检查,内镜下多数可发现急性糜烂出血性的表现,粪便隐血试验多呈阳性,但这些患者多数症状轻微(如上腹不适或隐痛)或无症状,或症状被原发病遮盖,多数也不发生有临床意义的急性上消化道出血。

113.　急性胃炎治疗原则是什么?

去除致病因素,卧床休息,酌情禁食,并进行对症处理。

114.　急性胃炎具体治疗方法有哪些?

(1)基本治疗

1)首先消除病因,去除各种可能的致病因素,避免或禁用对胃有刺激的食物与药物。

2)大量呕吐及腹痛剧烈,尤其是有上消化道出血者应禁食,需要卧床休息,及时就医进行诊断与合理治疗。急性发作时,最好食用清淡流质饮食,如米汤、米粥,应以咸食为主,待病情缓解后,可逐步过渡到少渣半流食,尽量少用产气及含脂肪多的食物,如牛奶、豆奶等。

3)严重呕吐腹泻者,宜饮糖盐水,补充水分和钠盐。若因呕吐、失水以及电解质紊乱时,应静脉滴注葡萄糖盐水等溶液。

（2）药物治疗

1)抑制胃酸分泌药物:急性胃炎患者应用抑制胃酸分泌的药物可缩短病程、减轻或消除胃黏膜的损伤,促进胃黏膜再生,尤其是对较重的急性胃炎患者或伴有上消化道出血者,需静脉给药。此类药物常用的有奥美拉唑 20mg;或埃索美拉唑 20mg,或雷贝拉唑 10mg;或兰索拉唑 30mg,每日 2 次口服。西咪替丁 400mg、雷尼替丁 150mg 或法莫替丁 20mg,每日 3 次口服,或相应剂量静脉滴注。

2)根治幽门螺杆菌感染:某些急性胃炎,尤其是反复发作的急性胃炎,幽门螺杆菌感染是发病的主要因素。选择能杀灭该菌的药物可改善症状,减轻胃黏膜炎症。对幽门螺杆菌有杀灭作用的抗生素有阿莫西林、甲硝唑、痢特灵、四环素、克拉霉素等(具体用法参见慢性胃炎根除 Hp 方案)。

3)适当抗生素应用:由细菌引起者,无肝肾及其他全身性疾病者,可以口服庆大霉素 8 万 U,每日 2 次,或喹诺酮类抗生素和(或)黄连素 0.3g,每日 3 次;尤其是伴有腹泻者,则可积极使用上述药物,同时口服蒙脱石散 3g,每日 3 次。若腹泻且伴有发热,甚至脱水者,则在静脉补液同时应用抗生素。

4)对症治疗:腹痛明显者,可选用解痉剂山莨菪碱 5mg 口服,每日 3 次;或普鲁苯辛 15mg 口服,每日 3 次;或阿托品 0.5mg,皮下或肌内注射;呕吐者可用甲氧氯普胺 10mg 口服,每日 3 次;或多潘立酮 10mg 口服,每日 3 次;亦可针刺足三里和内关,有镇痛,止吐效果。

115. 急性胃炎治疗注意事项是什么?

（1）急件胃炎的预防措施可以明显降低发病或减轻胃黏膜的损害。首先应积极治疗原发病,如败血症、心肺肾功能不全等;对于药物性急性胃炎,在服药的同时给予黏膜保护剂或抑酸剂,常规剂量 H_2RA 每日分两次服用,疗程适当延长;PPI 常规剂量或倍量(每日分 2 次服用)。推荐使用 PPI 类药物。如不能停用 NSAIDs,应长期常规抑酸剂维持治疗。也要注意药物代谢的相互影响;对于应激性急性胃炎,因出血造成的死亡率较高,故预防十分重要,应提前给予抑酸剂治疗,对于饮食因素引起的胃炎,应嘱患者有规律地进食,细嚼慢咽、避免粗糙食物。

（2）对于存在发生 NSAIDs 相关胃炎高危因素的患者选用胃肠损害不良反应较小的 NSAIDs；NSAIDs 的肠溶制剂、缓释制剂、控释制剂等新剂型问世，既减少了普通制剂在短时间内大量释放而引起的胃肠刺激症状，又方便了患者服药。

第二节　慢性胃炎

116. 什么叫慢性胃炎？

慢性胃炎是指不同病因引起的胃黏膜的慢性炎症或萎缩性病变，为常见病、多发病。我国多数是以胃窦为主的全胃炎。临床上以慢性浅表性胃炎和慢性萎缩性胃炎较多见。本病的病程长，症状经常持续存在或者反复发作，病情轻重不一，按胃镜和病理学所见，一般可将慢性胃炎分为两个类型，即慢性浅表性胃炎和慢性萎缩胃炎。慢性萎缩性胃炎按病变部位结合血清壁细胞抗体阳性检测结果，又分为 A 型（胃体胃炎，壁细胞抗体阳性）和 B 型（胃窦胃炎，壁细胞抗体阴性）两种。在我国，胃窦胃炎的发病率显著超过胃体胃炎。临床发病男性多于女性，且随年龄的增长本病的发病率呈上升的趋势。胃镜普查证实，我国人群中慢性胃炎的发病率高达 60％以上，萎缩性胃炎约占其中的 20％。

117. 慢性胃炎临床症状有哪些？

（1）上腹部不适和饱胀感，尤其在饭后症状加重，而空腹时症状较轻。每次进食量不多，但总有饱胀不适症状，常伴有嗳气、反酸、烧心、食欲不振、消化不良、恶心、呕吐等现象。

（2）上腹疼痛，往往比较轻，呈隐痛或烧灼样痛，多可以忍受。通常情况下表现为持续性上中腹疼痛，可于进食后立即出现或进食后持续较长时间。

（3）自身免疫性胃炎患者可以伴有贫血，在典型的恶性贫血患者还可伴有维生素 B_{12} 缺乏的其他临床表现。

（4）一些慢性胃炎患者还可以伴有神经系统症状，如精神紧张、烦躁、失眠、心悸、健忘等，这些现象又可以加重慢性胃炎的胃部症状，形成恶性循环，使病情复杂，不容易治愈。

118. 慢性胃炎为什么不易诊断？

（1）慢性胃炎的病史大多不典型，症状表现又没有特异性，临床体征也很少，所以诊断此疾病时应慎重，以免将下列疾病误诊为慢性胃炎，延误治疗。

（2）对以下这些疾病应掌握其特点。

1）胃癌：慢性胃炎的症状如食欲不振、上腹不适、贫血等与胃癌表现类似；行 X

线钡餐造影检查时,少数胃窦胃炎的 X 线征象,也易与胃癌相混淆。所以对于一个 45 岁以上具有多年吸烟史的男性消化不良患者,尤其要警惕胃癌的存在。对于已知的萎缩性胃炎、胃息肉、胃溃疡及胃次全切除术后的患者,由于胃癌的发生率较高,宜建立随诊。最好的检查方法就是胃镜。绝大多数患者可以通过活组织检查得以诊断和鉴别。

2)消化性溃疡:主要包括胃溃疡和十二指肠溃疡,两者与慢性胃炎症状相似,如慢性上腹痛、腹胀、呃逆、反酸、烧心及食欲不振等,但消化性溃疡所表现出来的症状更具有一定的规律性,如餐后即痛,喜空腹,伴腹胀及食欲不振,多考虑胃溃疡;若多以空腹痛,伴烧心、反酸,多考虑有十二指肠溃疡。而慢性胃炎患者多缺乏上述症状的规律性。鉴别依靠 X 线钡餐透视及胃镜检查。

3)慢性胆道疾病:如慢性胆囊炎、胆石症常有慢性上腹痛、腹胀、嗳气等消化不良的症状,容易误诊为慢性胃炎。但该病时,上腹痛位于右上腹部,以手指按压右侧肋缘与右侧腹直肌外侧缘的交点处,出现明显的疼痛,称为墨菲征(Murphy 征)。进行 B 型超声检查可见胆囊壁不规则增厚,内膜毛糙,也可见胆囊体积缩小,胆囊内结石。胃镜检查无异常发现。

4)胃肠神经症:多数慢性胃炎患者存在程度不等的情绪和心理方面的问题,如消化不良症状同时伴有失眠、心慌、多梦、烦躁、抑郁等,而消化不良症状与情绪及心理障碍互为因果,形成恶性循环。有的则为心理方面的原因而出现消化不良症状,所以又称功能性消化不良。

5)全身性疾病导致的胃炎:机体其他系统疾病同样可以导致胃炎。例如:①自身免疫性疾病,如溃疡性结肠炎、类风湿性关节炎、系统性红斑性狼疮、痛风等。体内产生的一些自身免疫复合物可以直接作用于胃黏膜,从而导致胃黏膜的非特异性炎性改变;②肝硬化引起的门静脉高压性胃病可导致胃黏膜的充血、水肿;③机体的其他系统有严重疾病,如慢性肾炎、尿毒症、恶性贫血和充血性心力衰竭等时,由于循环障碍,胃黏膜淤血或缺血,加上此时体内产生的有害物质存留,使胃黏膜受损而发生胃炎。

(3)肝炎、肝癌及胰腺疾病亦可因出现食欲不振、消化不良等症状而延误诊治,全面细致的查体及相关的实验室及辅助检查可防止误诊。

119. 慢性胃炎有哪些检查?

(1)胃镜和胃黏膜组织活检:胃镜检查并同时取胃黏膜活体组织,做组织学病理检查,是慢性胃炎最可靠的诊断方法。对疑有胃部器质性病变,尤其是疑有胃部肿瘤者,确诊主要依靠胃镜检查和胃黏膜活组织检查,胃镜检查镜下表现有:①浅表性胃炎:表现为胃黏膜充血和水肿,部分伴糜烂,可见红斑(点、片状或条状)、黏膜粗糙不平,并可见出血点、出血斑;②萎缩性胃炎:胃黏膜灰白、灰黄或灰绿,黏膜呈粗颗粒状、黏膜血管显露、色泽灰暗、皱襞细小。活检标本应同时做病理学及幽门螺杆菌检测,主要病理特点:以淋巴细胞和浆细胞浸润为主,后期以胃黏膜固有腺体萎缩和肠腺化生为主。

(2)^{13}C-尿素呼气试验或^{14}C-尿素呼气试验:检测是否存在幽门螺杆菌的感染。

(3)胃液分析:慢性胃炎患者进行胃酸分泌功能的检测是相当必要的。因实验性抑酸治疗对那些胃酸分泌不足或乏胃酸的慢性胃炎者造成一定的经济负担。最简单的方法就是胃液 pH 测定,有条件的还可进行 24h 胃内 pH 监测,从而决定是否采用抑酸治疗、抑酸药种类的选择、用药的时间和剂量。测定基础胃酸分泌量(BAO)、最大泌酸量(MAO)和高峰泌酸量(PAO),来判断胃的泌酸功能,有助于萎缩性胃炎的诊断及指导临床治疗。慢性浅表性胃炎患者的胃酸往往正常或略低,但疣状胃炎也可有胃酸增高;而慢性萎缩性胃炎胃酸明显降低。

(4)血清学检测:测定血清中胃壁细胞抗体,可以帮助判定慢性胃炎的种类及其发展趋向。若胃壁细胞抗体阳性,则常常提示有胃壁细胞的破坏和胃黏膜萎缩的可能性。慢性萎缩性胃体炎血清胃泌素常中度升高,这是因为胃酸缺乏不能反馈抑制 G 细胞分泌血清胃泌素。

(5)胃肠 X 线钡餐检查:胃肠 X 线检查一般只有助于排除其他胃部疾病。对于年老体衰、有器质性心脏病而不适宜用胃镜检查者为首选方法。患者用气钡双重造影可清楚地显示胃黏膜细微形态。萎缩性胃炎可出现胃黏膜皱襞相对平坦、减少;胃窦胃炎表现为胃窦黏膜呈钝锯齿状及胃窦部痉挛,或幽门前段持续性向心性狭窄,黏膜粗乱等;疣状胃炎特征性改变为胃窦部有结节状粗大皱襞,某些皱襞结节的中央有钡斑。

120. 慢性胃炎检查注意事项有哪些?

(1)诊断胃炎 B 超、CT 和 MRI 价值不大,有人借助患者喝造影剂的方法,在 B 超下观察胃壁的病变,因目前经验不多,还有待进一步研究探讨。CT 对于胃而言,由于其形态不定,蠕动变化大和气体的干扰,使它在 CT 图像上仅显示很细微的影像,很难直接观察到反映胃黏膜形态变化所需的清晰图像,更谈不上直接观察胃黏膜的色泽等情况,因此也就无法明确诊断有无胃炎。

(2)呼吸试验不可替代胃镜检查。呼吸实验是为了检测胃内有无幽门螺杆菌存在,对疾病诊断有一定意义,但是胃镜检查可观察食管、胃和十二指肠黏膜的变化,同时结合活检病理或其他检查,可以对一些疾病作出明确诊断。因此,呼吸试验代替不了胃镜检查。

121. 慢性胃炎治疗原则是什么?

消除病因,应尽可能发现并消除各种可能致病的因素,如避免进食对胃黏膜有强刺激的饮食,戒烟忌酒。注意饮食卫生,纠正不良饮食习惯,停止服用非甾体抗炎药(NSAIDs)。

122. 慢性胃炎具体治疗方法有哪些?

(1)药物治疗

1)根除 Hp 治疗方案

①一线方案

A. PPI/RBC(标准剂量)+阿莫西林(1.0g)+克拉霉素(0.5g),每日 2 次,共 7 日。

B. PPI/RBC(标准剂量)+甲硝唑(0.4g)+克拉霉素(0.5g),每日 2 次,共 7 日。

C. PPI/RBC(标准剂量)+阿莫西林(1.0g)+呋喃唑酮(0.1g)/甲硝唑(0.4g),每日 2 次,共 7 日。

D. 铋剂标准剂量(包括枸橼酸铋钾 220mg 或果胶铋 240mg)+呋喃唑酮(0.1g)/甲硝唑(0.4g)+克拉霉素(0.5g),每日 2 次,共 7 日。

E. 铋剂标准剂量(包括枸橼酸铋钾 220mg 或果胶铋 240mg)+甲硝唑(0.4g)+四环素(0.75g 或 1.0g),每日 2 次,共 14 日。

F. 铋剂标准剂量(包括枸橼酸铋钾 220mg 或果胶铋 240mg)+甲硝唑(0.4g)+阿莫西林(0.5g),每日 2 次,共 14 日。

②二线方案

A. PPI(标准剂量)+铋剂(包括枸橼酸铋钾 220mg 或果胶铋 240mg)+甲硝唑(0.4g,每日 3 次)+四环素(0.75g 或 1.0g),每日 2 次,共 7～14 日。

B. PPI(标准剂量)+铋剂(包括枸橼酸铋钾 220mg 或果胶铋 240mg)+呋喃唑酮(0.1g)+四环素(0.75g 或 1.0g),每日 2 次,共 7～14 日。

2)对症治疗:最常用的对症治疗手段有抑酸剂或抗酸剂。

①制酸剂:氢氧化铝凝胶 10～15mL,餐前口服,每日 3 次。

②抑酸剂

PPI 类:a. 奥美拉唑 20～40mg,口服,每日 2 次;b. 兰索拉唑 30mg,每日 1～2 次;c. 泮托拉唑 20～40mg,每日 1～2 次;d. 雷贝拉唑 10～20mg,每日 1～2 次;e. 埃索美拉唑 20～40mg,每日 1～2 次。

H_2 受体拮抗剂:a. 西咪替丁片 0.2g,口服,每日 3 次;b. 雷尼替丁胶囊 150mg,口服,每日 2 次。

③解痉剂:a. 丙胺太林片:每次 15mg,必要时口服;b. 颠茄合剂:每次 5～10mL,必要时口服。

④止吐药:a. 甲氧氯普胺片 5～10mg,口服,每日 3 次;b. 多潘立酮 10mg,口

服,每日 3 次。

(2)其他治疗:还包括镇静及安神、促进胃肠动力、增强胃黏膜屏障及胃黏膜保护、吸附胆盐及抗胆汁反流、补充消化酶、调整胃肠道微生态等。上述治疗疗效欠佳而伴随精神症状的,可以配合使用抗抑郁药,如三环类或者选择性 5 - 羟色胺抑制剂等,但应用过程中应注意药物的不良反应。

(3)补充营养因子:对伴有营养不良者,要改善患者的营养状态,补充必要而充足的营养素;补充维生素 C 和 B 族维生素,必要时补充铁剂;有恶性贫血时注射维生素 B_{12}。

123. 慢性胃炎治疗注意事项有哪些?

(1)根除幽门螺杆菌适应证

1)必须根除治疗者:有明显异常的慢性胃炎(明显异常指合并糜烂、中-重度萎缩、中-重度肠化或轻-中度不典型增生,重度不典型增生应考虑癌变)。

2)支持根除治疗者:计划长期使用非甾体抗炎药者、部分 FD、GERD、有胃癌家族史。

(2)一线方案中的 PPI:可用 H_2 受体拮抗阻断剂替代,如西咪替丁 400mg、雷尼替丁 150mg 或法莫替丁 20mg,但根除率可能会有所降低。

(3)自身免疫性胃炎:目前尚无特异治疗,有恶性贫血者注射维生素 B_{12} 后贫血可获纠正。

(4)关于不典型增生的治疗

1)轻-中度不典型增生除给予上述积极治疗外,关键在于定期随访。

2)对肯定的不典型增生应行预防性手术治疗,目前多采用内镜下胃黏膜切除术。

(5)胃炎患者的治疗时间:对这个问题,国内尚无统一规定。临床医师主要根据患者病情和临床经验来指导患者的治疗时间。慢性浅表性胃炎的治疗时间一般为 2~3 周,以控制症状为主。慢性萎缩性胃炎的疗程,应有 3~6 个月,甚至更长。当患者长期服药治疗时,一定要注意药物毒副反应,如胶体铋剂长期服用可引起铋中毒,产生肾损害。

(6)功能性消化不良患者:可伴有慢性胃炎,消化不良症状的有无和严重程度与慢性胃炎的内镜所见或组织学分级并无明显相关性。根除 Hp 可使部分患者的消化不良症状得到长期改善。

第三节 其他特殊原因胃炎

124. 什么叫胆汁反流性胃炎？

胆汁反流性胃炎是一种特殊类型的慢性胃炎，是十二指肠内的胆汁反流进入胃内所引起的上腹痛、腹胀、呕吐胆汁、体重减轻等一系列表现的综合征，本病好发于中老年人，引起的症状轻重不一，缺乏特异性，常见于胃切除、胃肠吻合术后，总发病率约为 5％，Billroth Ⅱ 式胃切除术后的发病率为 Billroth Ⅰ 术式的 2～3 倍。

125. 胆汁反流性胃炎临床症状有哪些？

（1）主要症状

1）腹痛、腹胀：中上腹饱胀不适，有中上腹持续性烧灼隐痛或剧痛，餐后疼痛加重，常呈周期性发作，也可表现为类似消化性溃疡样疼痛，服碱性药物不能缓解，或加剧。

2）胆汁性呕吐：胆汁性呕吐是其特征性表现，且多在晚间或半夜时发生，呕吐物中可伴有食物，偶有少量血液。更有少数严重患者可发生黑粪或伴呕血，是由胆汁蚀破黏膜血管所致。

（2）次要症状

1）因为惧怕进食，可发生贫血、消瘦、营养不良以及腹泻等表现。少数患者可表现为胸骨后痛。

2）嗳气、反酸、烧心、恶心、食欲缺乏症状。

126. 为什么胆汁反流性胃炎不易诊断？

因为临床常见的容易误诊为胆汁反流性胃炎的疾病有消化性溃疡、心绞痛、食管癌、食管真菌感染，但心绞痛多发生于活动或情绪激动时，3～5min 自行缓解或口服硝酸酯类药物缓解，所以胃镜检查无异常，但发作时心电图可发现异常。

127. 胆汁反流性胃炎有哪些检查？

（1）首要检查：胃镜检查可直接看到胆汁不断由幽门口（或胃肠连接处）涌入胃内，胃黏膜（特别是胃窦部黏膜）充血、水肿、糜烂、粗糙、触之易出血，表面较污浊，附有黄绿色胆汁，黏液池内含大量胆汁。活组织检查提示胃炎。

（2）次要检查

1）胃液中胆酸测定：插胃管后，抽吸空腹和餐后胃液，测定其中胆酸含量，如空腹基础胃酸分泌量（BAO）＜3.5mmol/h，胆酸超过 $30\mu g/mL$，则可确诊胆汁反流性胃炎。

2)核素测定:静脉注射 2mCi ^{99m}Tc -丁亚胺双醋酸,每隔 5min 观察肝及胆管共 1h。1h 患者吸饮 100mL 水,内含 0.3mCi ^{99m}Tc,以准确测定胃的位置。随后在2h 内,每 15min 检查肝、胆囊及胃区,决定肠胃反流指数,正常值为 8.6±6.0;有反流性胃炎者增至 86.3±7.1。也可用^{99m}Tc 标记的溶液注入十二指肠或空肠上段,然后描记胃内核素的含量,用于了解肠胃反流的程度。

128. 胆汁反流性胃炎检查注意事项有哪些?

胃镜检查时并非看到胃液黄绿色即诊断为胆汁反流性胃炎,胃液含有胆汁与进胃镜时患者剧烈恶心有关,胃黏膜炎性表现是诊断胆汁反流性胃炎的基础。

129. 胆汁反流性胃炎治疗原则是什么?

胆汁反流性胃炎的治疗原则是注意饮食,去除诱因,对症治疗,必要时手术治疗。

130. 胆汁反流性胃炎具体治疗方法有哪些?

(1)基本治疗

1)去除某些加重病情的因素,包括戒烟、避免情绪紧张。不服用对胃黏膜有刺激的药物,如阿司匹林、吲哚美辛、去痛片和保泰松等。

2)饮食要清淡,不吃油腻食物,以免刺激胆汁分泌增多,加重反流和病情;宜进低脂高蛋白饮食,如牛奶、豆类和鱼类;宜少量多餐。应细嚼慢咽,忌暴饮暴食;避免饮浓茶、烈酒、浓咖啡和进食辛辣、过冷、过热和粗糙食物。

(2)药物治疗

1)削弱胆酸对胃黏膜的攻击力:目前多用铝碳酸镁,可持续结合胃内胆酸,阻止胆酸和溶血卵磷脂对胃黏膜的损伤,又可中和胃酸。硫糖铝也可与胆酸及溶血卵磷脂结合,是一种价廉物美的适宜药物。消胆胺是一种碱性阴离子交换树脂,可与胃中胆盐结合,并加速其排出。开始时于餐后 1h 服 4g,并于临睡前加服1 次,通常在服药后 1~2 周奏效,以后逐渐减量。应同时补充脂溶性维生素。若治疗 3 个月仍无效,则治疗失败,熊去氧胆酸可抑制胆酸的合成,从而减轻胃黏膜损伤,但实际应用者不多。

2)加强幽门的控制作用:应用促胃肠动力药甲氧氯普胺、多潘立酮、西沙必利、莫沙必利等,增强幽门和食管下段括约肌张力,加速胃排空,抑制十二指肠液反流。胃排空的加速还可减少胆汁和胰液的分泌。甲氧氯普胺 10mg,每日 3 次口服,或多潘立酮10mg,每日 3 次口服,或莫沙比利 5~10mg,每日 3 次口服。

3)抑制胃酸分泌:胃酸是公认的胃黏膜损害因素,在胆酸损害胃黏膜的基础上,胃酸又起着"帮凶"作用,因此可加用奥美拉唑、雷贝拉唑等抑酸剂,也可选用价廉的雷尼替丁、法莫替丁等,但效果较差。

4)黏膜保护剂：铝碳酸镁、硫糖铝都属良好的黏膜保护剂。氢氧化铅凝胶10mL，每日3次口服。此外也可选用枸橼酸铋钾、蒙脱石散，思密达的片状结构，就像有夹层的威化饼干那样，有大量的吸附能力，从而吸附胆盐，消除有毒的溶血性卵磷脂。

（3）外科手术：若经药物治疗无效或反复出血者，可手术治疗。

1)改为Billroth Ⅰ式：如原为Billroth Ⅱ式胃切除者，改成Billroth Ⅰ式，约50%患者的症状可获改善。

2)Roux－en－Y手术：原为Billroth Ⅱ式手术者，将吻合口处输入段切断，近侧切端吻合至输出襻。

3)空肠间置术：原为Billroth Ⅰ式胃切除者，在胃十二指肠吻合口中间置入一段长约20cm的空肠，有效率为75%。

4)Tanner手术：适用于原为Billroth Ⅱ式手术者，切断空肠输入襻，远侧切端与空肠输出襻吻合成一环状襻，近侧切端吻合至距原胃空肠吻合口50cm的空肠上。除此以外，为了防止吻合口溃疡的发生，可考虑做迷走神经切断术。

131. 胆汁反流性胃炎治疗注意事项是什么？

目前治疗仍以内科方法为主，提倡联合应用促动力药和结合胆酸药物治疗，应定期复查胃镜，了解治疗效果。

第四节　消化性溃疡

132. 什么叫消化性溃疡？

消化性溃疡主要指发生于胃和十二指肠的慢性溃疡，亦包括发生于食管下段、胃空肠吻合口周围以及具有异位胃黏膜的梅克尔憩室的溃疡。这些溃疡的形成与胃酸和胃蛋白酶的消化作用有关，故称消化性溃疡。因为胃溃疡和十二指肠球部溃疡最常见，故一般所谓的消化性溃疡主要指胃溃疡和十二指肠球部溃疡。

消化性溃疡是人类的常见病，多发病，十二指肠溃疡比胃溃疡更常见，两者之比约为3∶1。10%～15%的消化性溃疡无症状，以胃溃疡多见。消化性溃疡的发病率男性多于女性，十二指肠溃疡的发病率男∶女之比为2∶1，而胃溃疡男女发病率几乎相等。有1%～2%胃溃疡可发生癌变，十二指肠溃疡几乎不发生癌变。

133. 消化性溃疡临床症状有哪些？

（1）主要症状：慢性、周期性、节律性上腹痛是典型消化性溃疡的主要症状。疼痛产生的机制与下列因素有关：溃疡及其周围组织的炎症病变可提高局部内脏感受器的敏感性,使痛阈降低;局部肌张力增高或痉挛;胃酸对溃疡面的刺激。

溃疡疼痛的特点:

1)慢性经过:除发病后就医较早的患者外,多数病程已长达几年、十几年或更长时间。

2)周期性:除 10%～15%患者在第一次发作后不再复发,大多数反复发作,病程中出现发作期与缓解期互相交替,反映了溃疡急性活动期、逐渐愈合、形成瘢痕的溃疡周期的反复过程。发作期可达数周甚至数月,缓解期可长至数月或数年。发作频率及发作与缓解期维持时间,因患者的个体差异及溃疡的发展情况和治疗效果及巩固疗效的措施而异。发作可能与下列诱因有关:季节(秋末或冬天发作最多,其次是春季)、精神紧张、情绪波动、饮食不调或服用与发病有关的药物等,少数也可无明显诱因。

3)节律性:疼痛与胃酸刺激有关,临床上疼痛与饮食之间具有典型规律的节律性。胃溃疡疼痛多在餐后半 h 出现,持续 1～2h,逐渐消失,直至下次进餐后重复上述规律。十二指肠溃疡疼痛多在餐后 2～3h 出现,持续至下次进餐,进食或服用制酸剂后完全缓解。腹痛一般在午餐或晚餐前及晚间睡前或半夜出现,多为空腹痛和夜间痛。胃溃疡位于幽门管处或同时并存十二指肠溃疡时,其疼痛节律可与十二指肠溃疡相同。当疼痛节律发生变化时,应考虑病情发展加剧,或出现并发症。

4)疼痛的部位:胃溃疡疼痛多位于剑突下正中或偏左,十二指肠溃疡位于上腹正中或偏右。疼痛范围一般较局限,局部有压痛。内脏疼痛定位模糊,不能以疼痛部位确定溃疡部位。若溃疡深达浆膜层或为穿透性溃疡时,疼痛因穿透部出位不同可分别放射至胸部、左上腹、右上腹或背部。

5)疼痛的性质与程度:疼痛的程度不一,其性质视患者的痛阈和个体差异而定。可描述为饥饿样不适感、钝痛、嗳气、压迫感、灼痛或剧痛和刺痛等。

(2)次要症状:上腹部饱胀、反酸、嗳气、烧心、流涎、恶心、呕吐及食欲减退等消化不良症状,部分患者可伴有呕血、黑便、消瘦及贫血。

反酸及胸骨后烧灼感是由于贲门松弛,流涎是迷走神经兴奋增高的表现,恶心、呕吐多反映溃疡具有较高的活动程度。频繁呕吐宿食,提示幽门梗阻。呕血、黑便,提示消化道出血。部分患者有失眠、多汗等自主神经功能紊乱症状。

134. 特殊类型消化性溃疡有哪些临床特点?

(1)无症状型溃疡:这类消化性溃疡可见于任何年龄,但以老年人尤为多见。患者常无明显症状,因其他疾病做胃镜或 X 线钡餐检查时偶然被发现,或当发生出血或穿孔等并发症时,甚至于尸体解剖时才被发现。

(2)儿童期消化性溃疡:儿童消化性溃疡的发生率低于成人,可分为 4 种不同的类型。

1)婴儿型:为急性溃疡,发生于新生儿和两岁以下的婴儿,发病原因未明。在新生儿时期,十二指肠溃疡较胃溃疡多见,这种溃疡可迅速愈合,也可发生穿孔或出血而迅速致死。在新生儿时期至两岁以内的婴儿,溃疡主要表现为出血、梗阻或穿孔。

2)继发型:此型溃疡的发生与一些严重的系统性疾病,如脓毒病、中枢神经系统疾病、严重烧伤和皮质类固醇的应用有关。它还可发生于先天性幽门狭窄、肝疾病、心脏外科手术以后,此型溃疡在胃和十二指肠的发生频率相等,可见于任何年龄和性别的儿童。

3)慢性型:此型溃疡主要发生于学龄儿童,疼痛比较弥散,多在脐周,与进食无关。常出现呕吐,这可能是因为十二指肠较小,容易因水肿和痉挛而出现梗阻。至青少年时期才呈现典型的局限于上腹部的节律性疼痛。十二指肠溃疡较胃溃疡多,男孩较女孩多发。

4)并发于内分泌腺瘤的溃疡:此型溃疡发生于胃泌素瘤和多发性内分泌腺瘤病Ⅰ型,即 Wermer 综合征。

(3)老年人消化性溃疡:胃溃疡多见,也可发生十二指肠。胃溃疡直径常可超过 2.5cm,且多发生于高位胃体的后壁。老年人消化性溃疡常表现为无规律的中上腹痛、呕血和(或)黑粪、消瘦,很少发生节律性痛,夜间痛及反酸,但易并发消化道出血。

(4)幽门管溃疡:较为少见,常伴胃酸分泌过高。其主要表现有:①餐后立即出现中上腹疼痛,其程度较为剧烈而无节律性,并可使患者惧食,制酸药物可使腹痛缓解;②好发呕吐,呕吐后疼痛随即缓解。腹痛、呕吐和饮食减少可导致体重减轻。幽门管溃疡内科治疗的效果较差。

(5)球后溃疡:约占消化性溃疡的 5%,溃疡多位于十二指肠乳头的近端。球后溃疡的夜间腹痛和背部放射性疼痛更为多见,并发大量出血者亦多见,内科治疗效果较差。

(6)复合性溃疡:指胃与十二指肠同时存在溃疡,多数是十二指肠溃疡发生在前,胃溃疡在后。本病约占消化性溃疡的 7%,多见于男性。本病病情较顽固,出血的发生率高达 30%~50%,且出血多来自胃溃疡。

(7)巨型溃疡:指 X 线胃钡餐检查或胃镜检查溃疡的直径超过 2.5cm 者,并非都属于恶性。疼痛常不典型,往往不能为抗酸药所完全缓解。呕吐与体重减轻明显,并可发生致命性出血。巨型十二指肠溃疡是指直径在 2cm 以上者,多数位于球部,也可位于球后。球部后壁溃疡的周围常有炎性团块,且可侵入胰腺。疼痛剧烈而顽固,常放射到背部或右上腹部。呕吐与体重减轻明显,出血、穿孔和梗阻常见,也可同时发生出血和穿孔。有并发症的巨型十二指肠溃疡以手术治疗为主。

(8)食管溃疡:食管溃疡多发生于 30～70 岁,约有 2/3 的患者在 50 岁以上。本病多发生于反流性食管炎和食管裂孔疝伴有贲门食管反流的患者。主要症状是胸骨下段后方或高位上腹部疼痛,常发生于进食或饮水时,卧位时加重。疼痛可放射至肩胛间区、左侧胸部,或向上放射至肩部和颈部。咽下困难亦较常见,它是继发性食管痉挛或纤维化导致食管狭窄的结果。其他可以出现的症状是恶心、呕吐、嗳气和体重减轻。主要并发症是梗阻、出血和穿孔至纵隔或上腹部。

(9)难治性溃疡:是指经一般内科治疗无效的消化性溃疡。其诊断尚无统一标准,包括下列情况:①在住院条件下;②慢性溃疡频繁反复发作多年,且对内科治疗的反应差。难治性溃疡的产生可能与下列因素有关:①穿透性溃疡、幽门梗阻等并发症存在;②特殊部位的溃疡(如球后、幽门管等)内科治疗效果较差;③病因未去除(如焦虑、紧张等精神因素)以及饮食不节、治疗不当等;④引起难治性溃疡的疾病,如胃酸高分泌状态(如胃泌素瘤、甲状旁腺功能亢进症等)。

(10)应激性溃疡:是指在严重烧伤、颅脑外伤、脑肿瘤、颅内神经外科手术和其他中枢神经系统疾病、严重外伤和大手术、严重的急性或慢性内科疾病(如脓毒病、肺功能不全)等应激的情况下,在胃和十二指肠产生的急性溃疡。应激性溃疡的主要表现是出血,多发生在疾病 2～15 日,往往难以控制。这是因为应激性溃疡发生急剧,位于溃疡下面的血管未能形成血栓。应激性溃疡的诊断主要依靠急诊内镜检查,其特征是溃疡多发生于高位胃体,呈多发性浅表性不规则的溃疡,直径在 0.5～1.0cm,甚至更大。溃疡愈合后不留瘢痕。

135. 消化性溃疡不易诊断的原因是什么?

首先,食管下段、贲门下以及胃体的溃疡常呈现胸骨后或左侧胸部不适,易误诊为心脏疾病;其次,十二指肠球后溃疡易表现为右侧肩背部放射痛,易误诊为胆囊炎、胆石症等。最后,溃疡合并穿孔时表现为腹部剧痛,易误诊为胆道蛔虫病、胰腺炎、泌尿系结石等疾病。

136. 消化性溃疡应与哪些疾病鉴别?

因为功能性消化不良是指具有消化性溃疡的临床症状,但经各项器械检查上消化道并无消化性溃疡存在的临床状态。患者主诉嗳气、反酸、呃逆、恶心、呕吐或气胀等症状,中上腹不适感、胃灼热或疼痛多存在。但疼痛部位多不固定,可因精神因素诱发或加重。症状可经内科抗溃疡药治疗而好转,但不能完全缓解。所以应与以下疾病鉴别:

(1)反流性食管炎:可有心前区或上腹烧灼样痛、反酸、嗳气,颇似消化性溃疡,但可伴有吞咽痛。如并发膈疝,则疼痛往往在进食后仰卧位时出现,而在站立位时消失。

（2）慢性胃炎：可有腹痛、腹胀、烧心、反酸等症状，与消化性溃疡的鉴别有一定困难，主要根据胃镜或钡餐造影鉴别。

（3）胃癌及胃溃疡恶变：胃癌的病程较短，病情进展快，患者常伴有消瘦、贫血、黑便等，但很难从临床症状来明确，必须依赖钡餐造影和胃镜检查，尤其在胃镜下行黏膜组织做病理学检查。

（4）胃泌素瘤：对于顽固性、暴发性胃十二指肠溃疡，常规内科治疗未能控制者，须考虑胃泌素瘤的可能。泛发性（不仅累及胃十二指肠）与多发性（一个器官有一个以上的溃疡）溃疡形成，又是胃泌素瘤的另一特点。血清胃泌素水平高度异常升高，提示胃泌素瘤的诊断。

（5）慢性胆道疾病：慢性胆道疾病可引起消化不良症状或右上腹痛，临床上有时被误诊为消化性溃疡。B型超声与X线胆道造影检查可明确诊断。

（6）慢性胰腺疾病：慢性胰腺疾病虽可有消化不良症状，但一般不致误诊。但有时慢性胰腺炎也可伴发消化性溃疡。鉴别较难者为慢性穿透性溃疡向胰腺穿透所致的慢性胰腺炎，但患者无急性胰腺炎病史，发作时血清淀粉酶升高，而程度上远逊于原发性胰腺炎。胰腺癌可引起中上腹或左上腹疼痛，但疼痛常于仰卧位时出现或加重，而在上半身前倾的坐位时减轻或消失。B型超声与CT扫描常能明确诊断。

（7）心脏疾病：冠状动脉硬化性心脏病患者可于食后出现腹胀等消化不良症状，但无消化性溃疡的节律性，碱性药物不能缓解，而扩冠药物则能缓解。充血性心力衰竭所致充血性肝大，可引起肝包膜牵张而出现右上腹痛，但为持续性钝痛，心力衰竭缓解后疼痛亦消失。心电图、超声心动图等检查有助于明确诊断。

137. 消化性溃疡有哪些检查？

（1）首要检查

1）内镜检查：内镜检查不仅可清晰、直接观察胃、十二指肠的黏膜变化及溃疡的大小、形态，还可直视下钳取组织做病理检查，对消化性溃疡可作出准确诊断及良性恶性溃疡的鉴别诊断。此外，内镜检查还能动态观察溃疡的活动或愈合情况以及药物治疗效果等。

在内镜直视下，消化性溃疡通常呈圆形、椭圆形或线形，边缘锐利，基本光滑，为灰白色或灰黄色苔膜所覆盖，周围黏膜充血、水肿，略隆起。内镜下溃疡可分为三个时期：①活动期（active stage）：为溃疡的急性阶段，A1期：溃疡呈圆形或椭圆形凹陷，底部平整，苔厚而污秽，周围黏膜肿胀，无黏膜皱襞集中。A2期：溃疡苔厚而清洁，周围出现上皮再生而形成的红晕，周围黏膜肿胀逐渐消失，开始出现向溃疡集中的黏膜皱襞；②愈合期（healing stage）：溃疡苔变白薄，溃疡变小、变浅，四周有上皮再生形成的红晕，并有黏膜皱襞向溃疡集中，H_1期和H_2期的区别在于后者溃疡已接近完全愈合,但仍有少许薄白苔残留;③瘢痕期(scarring stage):S1 期:溃疡苔消失,中央充血,瘢痕呈红色,又称红色瘢痕期。S2 期:红色完全消失,又称白色瘢痕期。

2)X 线钡餐检查:现多采用钡气双重对比造影及十二指肠低张造影术,提高了诊断的准确性。溃疡的 X 线征象有直接和间接两种,龛影是溃疡的直接征象,具有诊断的特异性,胃溃疡多在小弯侧突出腔外,球部前后壁溃疡的龛影常呈圆形密度增加的钡影,周围环绕月晕样浅影或透明区,有时可见皱襞集中征象。间接征象多系溃疡周围的炎症、痉挛或瘢痕引起,钡餐检查时可见局部变形、激惹、痉挛性切迹及局部压痛点等。

(2)次要检查

1)幽门螺杆菌检测:幽门螺杆菌感染是消化性溃疡的主要病因,幽门螺杆菌的检测已成为消化性溃疡的常规检查项目,目前检测方法有多种,^{13}C-尿素呼气试验或^{14}C-尿素呼气试验为首选,其敏感性与特异性均较高。

2)胃液分析:胃溃疡患者的胃酸分泌正常或稍低于正常,十二指肠溃疡患者则多增高,以夜间及空腹时更明显。胃液分析对消化性溃疡的诊断意义不大,现主要用于胃泌素瘤的辅助诊断。

3)粪便隐血试验:溃疡活动期,粪便隐血试验阳性,经积极治疗,多在 1~2 周内阴转。

138. 消化性溃疡的检查注意事项有哪些?

胃镜检查中对胃溃疡应常规进行组织活检,以排除胃癌、胃淋巴瘤等恶性溃疡的可能,对治疗后效果差的患者复查胃镜时,应再次行组织活检。

钡餐造影时以下几种情况易造成误诊和漏诊:

(1)过大的球部溃疡:十二指肠球部前后壁的面积并不大,但如球部溃疡直径≥2.0cm 时,溃疡凹陷灶内充盈的钡剂与正常球部内的充钡极为相似,有时难以在二者间作出判断,易造成漏诊。

(2)过浅或接近愈合的球部溃疡:十二指肠球部容积较小,检查中仅能采取充盈及充盈加压技术,这对于过浅或过小溃疡凹陷灶的显示常难以奏效。故这类病变容易被遗漏。

(3)溃疡龛影的显示:十二指肠球部活动性溃疡的直接证据是在检查中显示的龛影。它可存在于已变形的球部中,但也可存在于充盈完好、显示为正常形态的球部中。

(4)"球变形"的判断:球变形在十二指肠溃疡的诊断中极为重要,但有时检查中可因体型、胃型关系,器官的相互重叠等因素,也可因选用检查体位不当、技术不熟练、造影剂量不足等人为原因,未能将十二指肠球部形态真实显示,造成"球畸形"误诊。因此,钡餐检查时,应设法使胃幽门前区、幽门管、球及球后段在同一时间显示于同一图像中,须注意避免它们相互重叠,有利于球变形的确认。

139. 消化性溃疡治疗原则是什么?

消化性溃疡治疗原则如下:消除病因,控制症状,促进溃疡愈合、防止复发,减少并发症。

140. 消化性溃疡具体治疗方法有哪些?

(1)基本治疗

1)消化性溃疡属于典型的心身疾病范畴,心理-社会因不经对发病起着重要作用,因此乐观的情绪、规律的生活、避免过度紧张与劳累,无论在本病的发作期或缓解期均很重要。

2)饮食注意事项:①细嚼慢咽,避免急食,咀嚼可增加唾液分泌,后者能稀释和中和胃酸,并可能具有提高黏膜屏障作用;②有规律的定时进食,以维持正常消化活动的节律;③当急性活动期,以少吃多餐为宜,每日进餐 4～5 次即可,一旦症状得到控制,应鼓励较快恢复到平时的一日三餐;④饮食宜注意营养,但无须规定特殊食谱;⑤餐间避免零食,睡前不宜进食;⑥在急性活动期,应戒烟酒,并避免咖啡、浓茶、浓肉汤和辣椒等刺激性食物或辛辣的饮料,以及损伤胃黏膜的药物;⑦饮食不过饱,以防止胃窦部的过度扩张而增加胃泌素的分泌。

3)避免应用致溃疡药物:停用诱发或引起消化性溃疡加重或并发出血的有关药物,包括:①水杨酸盐及非甾体抗炎药(NSAIDs);②肾上腺皮质激素;③利血平等。如果因风湿病或类风湿病必须应用上述药物,应当尽量采用肠溶剂型或小剂量间断应用。

(2)药物治疗

1)降低胃酸的药物:包括制酸药和抗分泌药两类。

A. 制酸药:与胃内盐酸作用形成盐和水,使胃酸降低。种类繁多,有碳酸氢钠、碳酸钙、氧化镁、氢氧化铝、三硅酸镁等,其治疗作用在于:①结合和中和 H^+,从而减少 H^+ 向胃黏膜的反弥散,同时也可减少进入十二指肠的胃酸;②提高胃液的 pH,降低胃蛋白酶的活性。胃液 pH 1.5～2.5 时,胃蛋白酶的活性最强。

B. 抗分泌药物:主要有组胺 H_2 受体拮抗剂和质子泵抑制剂两类。①组胺 H_2 受体拮抗剂:组胺 H_2 受体拮抗剂选择性竞争 H_2 受体,从而使壁细胞内 cAMP 产生及胃酸分泌减少,故对治疗消化性溃疡有效;②质子泵抑制剂:胃酸分泌最后一步是壁细胞分泌膜内质子泵驱动细胞 H^+ 与小管内 K^+ 交换,质子泵即 H^+,K^--ATP 酶。质子泵抑制剂可明显减少任何刺激激发的酸分泌。常用的质子泵抑制剂有奥美拉唑、埃索美拉唑、兰索拉唑、泮托拉唑、雷贝拉唑等。

2)幽门螺杆菌感染的治疗:对幽门螺杆菌感染的治疗主要是应用具有杀菌作

用的药物。清除是指药物治疗结束时幽门螺杆菌消失,根除是指药物治疗结束后至少 4 周无幽门螺杆菌复发。临床上要求达到幽门螺杆菌根除,消化性溃疡的复发率可大大降低。体外药物敏感试验表明,在中性 pH 条件下,幽门螺杆菌对青霉素最为敏感,对氨基苷类、四环素类、头孢菌素类、氧氟沙星、环西沙星、红霉素、利福平等高度敏感;对大环内酯类、呋喃类、氯霉素等中度敏感;对万古霉素有高度抗药性。但幽门螺杆菌对铋盐中度敏感。

3)加强胃黏膜保护作用的药物:已知胃黏膜保护作用的减弱是溃疡形成的重要因素,近年来的研究认为加强胃黏膜保护作用,促进黏膜的修复是治疗消化性溃疡的重要环节之一。①胶体次枸橼酸铋(CBS):商品名 De－Nol、德诺、迪乐。CBS 对消化性溃疡的疗效大体与 H_2 受体拮抗剂相似。严重肾功能不全者忌用该药。少数患者服药后出现便秘、恶心、一时性血清转氨酶升高等;②前列腺素 E:是近年来用于治疗消化性溃疡的一类药物。前列腺素具有细胞保护作用,能加强胃肠黏膜的防卫能力,但其抗溃疡作用主要基于其对胃酸分泌的抑制;③硫糖铝:硫糖铝是硫酸化二糖和氢氧化铝的复合物,在酸性胃液中,凝聚成糊状黏稠物,可附着于胃、十二指肠黏膜表面,与溃疡面附着作用尤为显著;④表皮生长因子(EGF):EGF 是一种多肽,由唾液腺、Brunner 腺和胰腺分泌。EGF 不仅能刺激黏膜细胞增殖,维护黏膜光整,还可增加前列腺素、巯基和生长抑素的释放;⑤生长抑素:生长抑素能抑制胃泌素分泌,而抑制胃酸分泌,可协同前列腺素对胃黏膜起保护作用。主要应用于治疗胃-十二指肠溃疡并发出血。

4)促进胃动力药物:如有明显的恶心、呕吐和腹胀,实验室检查见有胃潴留、排空迟缓、胆汁反流或胃食管反流等表现,应同时给予促进胃动力药物。如甲氧氯普胺、多潘立酮。

(3)具体用药选择

1)幽门螺杆菌阳性溃疡治疗:质子泵抑制剂＋两种抗生素或铋剂＋两种抗生素,治疗 1 周后继续用抑酸药治疗(胃溃疡 6～8 周、十二指肠溃疡 4 周)。如:①奥美拉唑 40mg/d、羟氨苄青霉素 1000～2000mg/d、克拉霉素 500～1000mg/d;②胶体次枸橼酸铋 480mg/d、甲硝唑 800mg/d、四环素 1000～2000mg/d。

2)Hp 阴性溃疡治疗:用抑酸药治疗(胃溃疡 6～8 周、十二指肠溃疡 4 周),同时可加用黏膜保护剂。

如:①西咪替丁 800mg/d(雷尼替丁 300mg/d 或法莫替丁 40mg/d);②奥美拉唑 40mg/d(泮托拉唑 40mg/d 或雷贝拉唑 10～20mg/d)。

141. 消化性溃疡治疗注意事项是什么?

药物治疗的抉择当今用于治疗消化性溃疡的药物种类众多,新的药物又不断问世,如何抉择,尚无统一规范,以下意见可供临床参考。

(1)药物的选用原则:组胺 H_2 受体拮抗剂可作为胃溃疡、十二指肠溃疡的首选药物。抗酸剂和硫糖铝也可用作第一线药物治疗,但疗效不及 H_2 受体拮抗剂。前列腺素拟似品 misoprostol 主要预防 NSAIDs 相关性溃疡的发生。奥美拉唑可用作第一线药物,但更多用于其他药物治疗失败的顽固性溃疡。幽门螺杆菌阳性的病例,应采用双联或三联疗法根除幽门螺杆菌感染。

(2)难治性和顽固性溃疡的治疗:经正规内科治疗无明显效果,包括溃疡持久不愈合,或在维持治疗期症状仍复发,或发生并发症者,称难治性溃疡;十二指肠溃疡经 8 周,胃溃疡 12 周治疗而未愈合者,称为顽固性溃疡。铋剂和抗生素联合治疗清除幽门螺杆菌感染,对某些顽固性溃疡也有一定效果。

(3)NSAIDs 相关性溃疡的治疗:阿司匹林和其他 NSAIDs 能抑制黏膜合成前列腺素,削弱细胞保护作用,增加黏膜对损伤的敏感性,导致消化性溃疡,尤其是胃溃疡。相当多的胃溃疡患者,尤其是老年人,有服用 NSAIDs 病史。NSAIDs 性溃疡常无症状(50%),不少患者以出血为首发症状。NSAIDs 性溃疡发生后应尽可能停用 NSAIDs,或减量,或改用其他制剂。奥美拉唑(40mg/d)有良好的效果,不管是否停用 NSAIDs,均可使溃疡愈合。

(4)溃疡复发的防治:消化性溃疡是一慢性复发性疾病,如何避免复发是个尚未解决的问题。已经认识到吸烟、胃高分泌、长期的病史和以前有过并发症、使用致溃疡药物、幽门螺杆菌感染是导致溃疡复发的重要危险因素,临床上对每一个消化性溃疡患者要仔细分析病史和做有关检查,尽可能地消除或减少上述危险因素。

(5)消化性溃疡的维持治疗:由于消化性溃疡治愈停药后复发率很高,并发症发生率较高,而且自然病程长达 8~10 年,因此药物维持治疗是个重要的实施。有下列三种方案可供选择:

1)正规维持治疗:适用于反复复发、症状持久不缓解、合并存在多种危险因素或伴有并发症者。维持方法:西咪替丁 400mg 或雷尼替丁 150mg 或法莫替丁 20mg,睡前一次服用,也可口服硫糖铝 1g,每日 2 次。正规长程维持疗法的理想时间尚难定,多数主张至少维持 1~2 年。

2)间歇全剂量治疗:在患者出现严重症状复发或内镜证明溃疡复发时,可给予一疗程全剂量治疗,据报道 70% 以上患者可取得满意效果。这种方法简便易行,易为多数患者所接受。

3)按需治疗:本法是在症状复发时,给予短程治疗,症状消失后即停药。对有症状者,应用短程药物治疗,目的在于控制症状,而让溃疡自发愈合。下列情况不适此法:60 岁以上,有溃疡出血或穿孔史,每年复发两次以上以及合并其他严重疾病者。

142. 消化性溃疡并发症的治疗措施有哪些?

(1)大量出血:消化性溃疡并发大量出血,常可引起周围循环衰竭和失血性贫血,应当进行紧急处理:①输血输液补充血容量、纠正休克和稳定生命体征是重要环节;②同时给予全身药物止血,如生长抑素 $250\mu g$ 稀释后静脉滴注,以后每 h 注入 $250\mu g$,治疗 $24\sim48h$ 有止血作用。组胺 H_2 受体拮抗剂能减少胃酸分泌,有助于止血、溃疡愈合,可选择西咪替丁 $0.8g/d$ 或法莫替丁 $40mg/d$,溶于 $500mL$ 葡萄糖中,静脉滴注。也可选用质子泵抑制剂奥美拉唑 $40mg/d$ 加入补液中滴注;③内镜下局部止血,可选用局部喷洒 $1‰$ 肾上腺素液、5% 孟氏液、凝血酶 $500\sim1000U$ 或立止血 $1\sim2kU$,或者于出血病灶注射 1% 乙氧硬化醇、高渗盐水肾上腺素或立止血,或者应用电凝、微波、激光止血,常可获得良好的疗效。

以下情况考虑紧急或近期内外科手术治疗:①中老年患者,原有高血压、动脉硬化,一旦大出血,不易停止;②多次大量出血的消化性溃疡;③持续出血不止,虽经积极治疗措施未见效;④大量出血合并幽门梗阻或穿孔,内科治疗多无效果。

(2)急性穿孔:胃十二指肠溃疡一旦并发急性穿孔,应禁食,放置胃管抽吸胃内容物,防止腹腔继发感染。无腹膜炎发生的小穿孔,可采用非手术疗法。饱食后发生穿孔,常伴有弥漫性腹膜炎,需在 $6\sim12h$ 内施行急诊手术。慢性穿孔进展较缓慢,穿孔至毗邻脏器,可引起粘连和瘘管形成,必须外科手术。

(3)幽门梗阻:功能性或器质性幽门梗阻的初期,其治疗方法基本相同,包括:①静脉输液,以纠正水、电解质代谢紊乱或代谢性碱中毒;②放置胃管连续抽吸胃内潴留物 $72h$ 后,于每日晚餐后 $4h$ 行胃灌洗术,以解除胃潴留和恢复胃张力;③经胃灌洗术后,如胃潴留已少于 $200mL$,表示胃排空已接近正常,可给流质饮食;④消瘦和营养状态极差者,宜及早予以全肠外营养疗法;⑤口服或注射组胺 H_2 受体拮抗剂;⑥应用促进胃动力药如多潘立酮或西沙必利,但禁用抗胆碱能药物如阿托品、颠茄类,因此类药物能使胃松弛和胃排空减弱而加重胃潴留。

第五节　胃肠道功能紊乱

143. 什么叫胃肠道功能紊乱?

胃肠道功能紊乱又称功能性胃肠病,是一组胃肠综合征的总称,多有精神因素的背景,以胃肠道运动功能紊乱为主,而在病理解剖方面无器质性病变基础,因此也不包括其他系统疾病引起的胃肠道功能紊乱。胃肠道功能紊乱相当常见,目前国内尚缺乏有关发病率的精确统计。在各种脏器的神经症中,胃肠道的发病数最高,多见于青壮年。精神因素在本症的发生和发展中起重要作用,若长期得不到解决,均可干扰高级神经的正常活动,造成脑-肠轴的紊乱,进而引起胃肠道功能障碍。暗示和自我暗示是主要的发病因素,患者常有胃肠肌电活动和动力的紊乱。

饮食失调,经常服用泻药或灌肠,均可构成不良刺激,促进本症的发生和发展。

144. 胃肠道功能紊乱临床症状有哪些?

起病大多缓慢,病程常经年累月,呈持续性或有反复发作。临床表现以胃肠道症状为主,可局限于咽、食管或胃,但以肠道症状最常见,也可同时伴有神经症的其他常见症状。

以下分述几种常见的胃肠道功能紊乱:

(1)癔球症:癔球症是主观上有某种说不清楚的东西或团块,在咽底部环状软骨水平处引起胀满、受压或阻塞等不适感,很可能与咽肌或上食管括约肌的功能失调有关。此症多见于绝经期妇女。患者在发病中多有精神因素,性格上有强迫观念,经常做吞咽动作以求解除症状。实际上在进食时症状消失,无咽下困难,长期无体重减轻的表现。

(2)弥漫性食管痉挛:是食管中下段同期强烈的非推进性持续收缩,引起的弥漫性狭窄。典型症状为无痛性的缓慢或突然发生的咽下困难和(或)胸骨后疼痛。饮食过冷或过热均易诱发症状。症状多短暂,持续数分钟到10min,喝水或嗳气常可缓解。胸痛可放射至背、肩胛区和上臂,偶有心动过缓和血管迷走性晕厥,有时难与心绞痛区别。

(3)神经性呕吐:常发生在青年女性,由精神因素引起的慢性复发性呕吐,常于进食后不久突然发生,一般无明显恶心,呕吐量不大,吐后即可进食,不影响食欲和食量,多数无明显营养障碍。可伴有癔症色彩,如夸张、做作、易受暗示、突然发作、间歇期完全正常,因此也称为癔症性呕吐。

(4)神经性嗳气(吞气症):患者有反复发作的连续性嗳气,企图通过嗳气来解除患者本人认为是胃肠充气所造成的腹部不适和饱胀。事实上是由于不自觉地反复吞入大量空气才嗳气不尽。此症亦有癔症色彩,多在别人面前发作。

(5)神经性厌食:是一种以厌食、严重的体重减轻和闭经为主要表现而无器质性基础的病症。西方青年女性中患病率为10%。患者常因害怕发胖破坏体型而节制饮食甚至拒食,在情绪上孤立,回避亲属,虽然体重减轻仍认为自己过胖,避免饮食,进行过度的体育活动,通过服药抑制食欲,甚至服利尿剂和泻药。体重减轻甚至达恶病质程度。患者常有神经内分泌功能失调,表现为闭经、低血压、心动过缓、体温过低以及贫血水肿等。

(6)肠激惹综合征:以大便习惯改变为主要特征,是最常见的胃肠道功能紊乱性疾病。在西方国家占胃肠病门诊的50%。患者年龄多在20~50岁,老年后初次发病者极少。女性多见[女:男为(2~5):1]。患者常伴腹部胀气及不适,常有痉挛性腹痛(以左下腹多见,痛时可扪及压痛、坚硬的乙状结肠)和便秘,或有慢性便秘伴间歇发作的腹泻。腹痛常于排便后缓解。排便常发生在早餐后,睡眠中极少出现。排便可伴大量黏液,但无血便。症状发生常与精神紧张有关。患者一般情况好,无体重减轻。如患者有食欲不振、体重减轻、直肠出血、发热、夜间腹泻等常提示其他器质性疾病而不是 IBS。

145. 胃肠道功能紊乱为什么不易诊断?

因为胃肠道功能紊乱的临床特点,特别是病情常随情绪变化而波动,症状可因精神治疗(如暗示疗法)而暂时消退,提示有本症的可能性。

所以在诊断前必须排除器质性疾病,尤其是胃肠道的恶性病变。医师首先应耐心听取和分析患者的陈述,仔细进行体格检查或果糖不耐受、吸收不良综合征等病症。

146. 胃肠道功能紊乱有哪些检查?

(1)首要检查:胃肠道 X 线检查,显示整个胃肠道的运动加速,结肠袋加深,张力增强,有时因结肠痉挛,降结肠以下呈线样阴影。结肠镜检结肠黏膜无明显异常。

(2)次要检查:根据不同情况采取 X 线、内镜检查、胃液分析与粪便化验等手段。必要时应行超声、CT 等检查,以排除肝、胆、胰等腹腔脏器病变。

147. 胃肠道功能紊乱检查注意事项?

胃肠道功能紊乱的临床特点,特别是病情常随情绪变化而波动,症状可因精神治疗如暗示疗法而暂时消退。提示本症的可能性。必须强调指出,诊断胃肠道功能紊乱要十分慎重,在作出诊断之前必须排除器质性疾病,尤其是胃肠道的恶性病变。根据不同情况使用常规 X 线和内镜检查、胃液分析、粪便化验等手段。必要时应用超声显像、CT 等检查以排除肝、胆、胰疾病。对于过去健康、新近发病的老年患者,尤应进行周到细致的检查,以防漏诊其他严重的器质性疾病。初步诊断为胃肠道功能紊乱之后,还须密切随访,经过较长时期观察才能最后肯定。

148. 胃肠道功能紊乱治疗原则是什么?

采用综合治疗,以对症治疗为主,个体化治疗为原则。

149. 胃肠道功能紊乱具体治疗方法有哪些?

(1)心理治疗:对 2/3 患者有效。治疗胃肠功能性疾病的关键在于解除心理障碍调整脏器功能。如果患者怀疑或忧虑自己患了某种疾病,医师进行针对性检查,解除疑虑稳定了情绪,这本身也是一种治疗手段。

(2)支持疗法:除非患者全身情况很差,一般不需卧床休息。生活有规律,适当体育活动,可增强体质,加速神经功能恢复。神经性厌食者伴严重营养不良、鼻胃管进食又引起腹泻的患者,需静脉输入营养。高纤维素食物可缓解 IBS 患者的症状。

（3）药物治疗：短期给予三环类抗抑郁药对具有明显精神症状的患者有用，在痉挛性腹痛的 IBS 患者，抗胆碱能药物双环维林（Dicycomine 10～20mg，每日 3～4次，口服）可减轻餐后腹痛和便意窘迫；钙拮抗剂得舒特 50mg，每日 3 次口服可减少餐后锋电位活动的增加，薄荷油 0.2mL 饭前服用，可松弛平滑肌均对腹痛有一定缓解作用，洛哌丁胺（易蒙停 2mg，每日 4 次，口服）对腹泻型 IBS 有效。

150. 胃肠道功能紊乱治疗注意事项有哪些?

（1）胃肠道功能紊乱经治疗好转后，仍有复发可能，但一般不会严重影响全身情况。严重营养不良呈恶病质的神经性厌食患者预后较差，死亡率达 5％。

（2）关键在于取得患者的高度信任与配合。必要时可将有关的辅助检查，向患者提示，使其确信无器质性疾病，并对本病起病原因、疾病性质以及良好的预后等有所了解。其次应行各种有效的综合性治疗，包括暗示治疗。

（3）针对不同临床类型给予不同对症治疗。

1）调节神经功能，改善睡眠：根据病情，可选用下述药物与方法。镇静剂：可给予利眠宁、地西泮、氯丙嗪、苯巴比妥、眠尔通或谷维素等。

2）解痉止痛：抗胆碱能药物可使平滑肌松弛，有解痉止痛作用；如颠茄制剂、阿托品、普鲁本辛等。

3）神经性呕吐：可用维生素 B_6 10～20mg，每日 3 次口服或 100mg 加入 50％葡萄糖 40mL 静脉注射。呕吐剧烈酌情给予冬眠灵、异丙嗪、多潘立酮等。

4）肠神经症：①便秘：可予滑润剂如石蜡油、氧化镁、安他乐和植物黏液性物质；②腹泻：可用复方苯乙哌啶 1～2 片，每日 2～3 片，口服，或 0.25％普鲁卡因100～200mL 灌肠，每日 1 次。易蒙停 1 粒，每日 2～3 次，口服。

第六节　胃癌

151. 什么叫胃癌?

胃癌是最常见消化道恶性肿瘤，腺癌占 95％，胃癌的发病率在不同国家，不地区差异很大。我国属胃癌高发区，以西北地区最高。本病的检出率有逐年增多的趋势。胃癌多发于 40 岁以上，41～60 岁者约占 2/3，男女之比约 3.6∶1。目前，早期胃癌术后的 5 年生存率可达 90％以上。

152. 胃癌临床症状有哪些?

（1）主要症状

1）上腹痛是胃癌最常见的症状。多数患者无显著症状，初起感到上腹部胀满、隐痛不适,易误诊为胃炎。无一定规律,进食后加重。当肿瘤侵及胰腺或后腹壁腹腔神经丛时,上腹部呈持续性疼痛,放射至腰背部。

2)食欲减退、消瘦、乏力是胃癌一组常见又不特异的症状。

(2)次要症状

1)呕血和黑便:出血是胃癌常见症状。此症状的出现有早有晚,多数为小量呕血或黑便,表现为慢性持续性出血,黑便或粪便隐血试验阳性,但也有少部分患者可出现急性大出血,表现为大量呕血或柏油样便。少数患者以贫血为首症就诊,多为癌肿所致的慢性进行性失血。当肿瘤侵及较大血管时,可发生大量呕血和黑便,特点是短期内反复。大出血的发生率为 7%～9%,占急性上消化道出血的 2.5% 左右。

2)贫血、消瘦、恶心、呕吐、恶病质等:随着病情的逐渐发展,胃癌引起的梗阻及胃功能紊乱的症状日渐加重,贲门癌可有吞咽困难和反流。胃窦部肿瘤随着肿瘤进展可引起幽门梗阻。初起可能为不完全梗阻,随着病情进展,梗阻进行性加重直至幽门完全梗阻。

153. 胃癌为什么不容易诊断?

因为胃癌早期症状容易与慢性胃炎、胃溃疡及消化不良相混淆,而症状明显时则已到晚期。胃癌须与胃溃疡、胃内单纯性息肉、良性肿瘤、肉瘤、胃内慢性炎症相鉴别。所以有时尚需与胃皱襞肥厚、巨大皱襞症、胃黏膜脱垂症、幽门肌肥厚和严重胃底静脉曲张等相鉴别,鉴别的重要手段即上消化道内镜检查,必要时取活检病理分析,必要时需多次活检证实,提高阳性率。

154. 胃癌有哪些检查?

(1)首要检查

1)内镜检查:内镜检查结合黏膜活检是对早期胃癌和进展期胃癌最可靠的诊断手段。为提高诊断正确率,一般患者活检 1～6 块。早期胃癌的概念是不论癌的大小、不管有无淋巴转移,癌灶浸润限于黏膜内及黏膜下层。早期胃癌中病灶最大直径 5～10mm 者为小胃癌,小于 5mm 者为微小胃癌,癌细胞仅限于腺管内尚未突破腺管基底膜者为胃的原位癌。早期胃癌可以通过内镜放大技术检查观测到胃小凹的细微黏膜结构,阐明胃部病变的细微黏膜结构,有助于在组织学诊断之前对病变进行初步评估。进展期胃癌浸润深度超过黏膜下层。已侵入肌层者为中期,已侵及浆膜层或浆膜层外组织者称为晚期。

早期胃癌分为隆起型(Ⅰ型)、浅表型(Ⅱ型)和凹陷型(Ⅲ型)3 个基本类型。各型早期胃癌中,以凹陷型最多,突起型次之,平坦型最少。

Ⅰ型早期胃癌:肿瘤明显隆起,其高度相当于胃黏膜厚度 2 倍以上。呈息肉样突起,凹凸不平,为黏膜不规则、大小不等的颗粒,有灰白色覆盖物,颜色发红或发白,伴有糜烂出血。肿瘤有的有蒂,有的无蒂且基底宽广,以后者多见。广基息肉样病变,无论大小,都应怀疑为早期胃癌。

Ⅱ型早期胃癌:病灶平坦,无明显隆起或凹陷。在此型中,浅表凹陷型最为多见,病变处黏膜轻微凹陷或出现糜烂,底部盖有白苔或不正常的发红,局部可呈颗粒性改变。有时在凹陷区可留有小岛状或不规则的非癌性黏膜,此型较易诊断。

Ⅲ型早期胃癌:肿瘤呈明显凹陷或溃疡表现,颇似慢性良性溃疡,周边不规则,有出血、糜烂及结节状,周围黏膜不隆起或略隆起,皱襞向中央聚集有中断,粗细改变或融合,凹陷底部坏死渗出。此型常与慢性溃疡混淆,需要鉴别。

进展期胃癌 Borrmann 分型:Borrmann 分型是国际上最广泛采用的一种进展期胃癌分型法,它是根据癌瘤在黏膜面的形态特征和在胃壁内浸润方式进行分类的。

BorrmannⅠ型(溃疡局限型):癌瘤表面有明显的溃疡形成,溃疡边缘明显隆起,呈堤状,境界较清楚、局限,向周围浸润现象不明显。

BorrmanⅡ型(溃疡浸润型):癌瘤表面也有明显的溃疡形成,但溃疡边缘呈坡状隆起,溃疡底部向深层及周围做浸润性生长,使癌瘤界限不清。

BorrmannⅢ型(弥漫浸润型):癌瘤向胃壁各层呈弥漫性浸润生长,此型胃癌的特点是胃壁增厚变硬,黏膜变平,皱襞多消失或不整,称"皮革胃"。

2)X 线上消化道钡餐检查:是诊断胃癌的重要方法,采用加压和气钡双重对比造影的阳性率可达 90% 以上。常见征象为充盈缺损;腔内龛影。溃疡直径通常大于 2.5cm,外围并见新月形暗影,边缘不齐,附近黏膜皱襞粗乱、中断或消失,狭窄与梗阻。X 线对于具有隆起型、浅表型和凹陷型早期胃癌的诊断也较有价值。

(2)次要检查

1)胃脱落细胞检查:通过电动加压冲洗法、网套气囊摩擦法、内镜直视下冲洗法等检查胃脱落细胞对诊断胃癌有帮助。

2)超声内镜检查:超声内镜系将微型超声探头安装在内镜的顶端,既可以直接观察消化道黏膜的病变形态,又可以进行超声扫描探查胃壁各层次结构及邻近器官。

3)螺旋 CT 水对比造影:对早期胃癌的诊断有一定价值,对进展期胃癌大体分型较敏感、准确度较高。能清晰、准确、立体、全面观察胃癌的腔内形态、邻近组织的侵犯及周围淋巴结的转移情况,进一步显示病灶的细微结构;同时进行分型和分期,对手术和制订治疗方案具有重要指导意义。

155. 胃癌检查注意事项有哪些?

(1)为了早期诊断,应对以下高危人群进行重点检查。

1)40 岁以后才开始出现胃部不适、疼痛或食欲下降者。

2)慢性萎缩性胃炎伴有肠化生,特别是含硫酸黏液的大肠型化生及异型增生者。

3)胃溃疡而胃酸真性缺乏者或经严格内科保守治疗,症状不缓解,或粪便血隐血不阴转者。

4)胃息肉特别是多发性息肉和菜花样息肉者。

5)恶性贫血患者。对上述患者仔细进行全面检查,包括 X 线钡餐、胃镜及活组织检查等,有时需反复进行,才能明确诊断。

(2)癌性糜烂必须与单纯良性糜烂鉴别。后者经 1 周左右的治疗后即可治愈,癌性糜烂则不易愈合,需要每隔 2 周左右定期做内镜检查,以观察变化并做活检及细胞学检查。

156. 胃癌治疗原则是什么?

胃癌治疗效果取决于是否能早期诊断,内科治疗只能减轻症状和起到支持治疗的作用。

157. 胃癌具体治疗方法有哪些?

(1)手术治疗:手术根治性切除是治疗胃癌最有效的方法。Ⅰ、Ⅱ期胃癌,应尽早实施根治性切除术,如果病灶侵犯肌层或区域淋巴结转移,应给予术后化疗,如病情发展到不能实施根治性切除术时,也应根据情况尽可能将原发灶姑息性切除,并进行综合治疗;对进展期胃癌,要实施手术、放疗、化学和免疫治疗等综合治疗。因此,早期诊断是关键。

(2)术后化疗:亦应给予重视,抗癌药物常用以补充手术疗法,在术前、术中和术后使用,因术后化疗可以抑制癌细胞的扩散和杀伤残存癌细胞,提高手术疗效,延长生存期,联合用药一般认为疗效较单项化疗为优,并对预防肝转移有明显的作用。常用化疗具体方案:

1)FAM:氟尿嘧啶 600mg/m²,第 1 日,阿霉素 30mg/m²,第 1 日,丝裂霉素 10mg/m²,第 1 日。6 周为 1 疗程。

2)UFTM:复方喃氟啶,3～4 片,口服,每日 3 次;丝裂霉素 10～20mg,静脉滴注,每 3 周 1 次。6 周为 1 疗程。

3)FAP:氟尿嘧啶 600mg/m²,第 1 日,阿霉素 30mg/m²,第 1 日,卡铂 60mg/m²,第 1 日,第 4 周重复,2 个周期为 1 疗程。

(3)用癌细胞制成的瘤苗及免疫增强剂的免疫疗法,使患者对癌的特异性免疫能力提高。如干扰素(IFN)可增加免疫活性细胞活力,活化蛋白激酶、磷酸二酯酶等,从而直接抑制肿瘤细胞。白细胞介素-2(IL-2)可增加自然杀伤细胞的活力,诱导入脾或外周血淋巴细胞形成针对自身肿瘤的杀伤细胞。肿瘤坏死因子(TNF)可促进淋巴因子分泌、组织分解代谢和组织释放炎性介质,使白细胞趋化自然杀伤细胞的能力提高,从而使肿瘤出血坏死。

158. 胃癌治疗注意事项是什么?

明确溃疡病变性质以前,应慎用 PPI 类制剂,因此类药物可改善患者症状,延误患者进一步确诊的时间,错过早期胃癌切除的机会。

第七章

消化道大出血

第一节　上消化道大出血

159. **上消化道大出血的诱因有哪些？**

上消化道大出血诱因多与过度紧张、劳累、饮食不当、气候变化以及服用某些药物有关。小量出血常由溃疡面渗血所引起，大出血主要由于活动期的溃疡侵蚀了基底部的血管所致，手术时可见到溃疡基底部或其边缘被侵蚀的动脉。胃溃疡出血多位于小弯侧后壁，有时与胰腺粘连，常侵及小网膜上的血管，有时可侵及胃左动脉的较大分支。十二指肠溃疡出血多见于后壁溃疡，常由溃疡侵及胰十二指肠上动脉所致，胃十二指肠动脉、肝动脉、胃网膜右动脉和幽门动脉也可被侵及，也可侵蚀较大静脉引起出血。多为部分血管壁被侵蚀破溃，管壁周围因炎症浸润固定，不易自行止血。

160. **胃溃疡和十二指肠溃疡引起的出血有何不同？**

（1）胃溃疡出血：多为呕血，少量而缓慢的出血，因胃酸的作用，呕血呈咖啡色，快速而大量的出血，则呕血为鲜红色，呕血前常先有恶心，随即发生呕血。失血量超过 400mL 时，可出现头晕、面色苍白、口渴、脉快、血压正常或偏高或体位性晕厥等现象，失血量超过 800mL 时，则可出现明显的休克现象，包括出冷汗、脉快而细、血压下降等。

（2）十二指肠溃疡出血：多为黑便，但若在短时间内有大量出血，可有暗红色或鲜红色血便，便血前常发觉腹部不适，有便意，便血时发觉心悸、乏力、眼前发黑，甚至在便时或便后发生晕厥。也可因血液反流入胃内发生呕血。

161. 上消化道大出血进行的胃镜检查有哪些？

胃镜检查包括急诊胃镜和十二指肠镜检查，应列为首选。实践证明，这一检查方法对上消化道出血有 90% 以上的确诊率。应在出血后 6～12h 内进行，如果患者一般情况许可，检查时间越早越好。若检查时间超过 12h，则可因出血停止，黏膜愈合不易被发现，同时由于胃内有血块凝集，虽经冰盐水冲洗，也不易去除，影响检查结果。

162. 术中经胃肠造口行胃镜检查有哪些优点？

(1)可同时清除胃肠道的积血或血凝块，便于检查。

(2)可根据需要行胃肠道分段检查，用直接闭锁肠道方法使注气聚集在某一段肠管中，视野清晰。唯一缺点是切开胃肠道易于污染，应注意无菌操作，造口选上部胃肠道，减少污染机会。

163. 选择性动脉造影和剖腹探查对诊断上消化道大出血有何意义？

(1)选择性动脉造影：对诊断胃肠道出血部位有较高的准确性，出血速度在 0.5～2mL/min 可显示出来。当胃镜检查不能明确出血部位时，血管造影常可显示出血部位与范围。若血管造影显示为胃左动脉分布区的多数小出血点，可采用经胃左动脉灌注血管收缩剂进行止血；当证实为一大血管出血时，则应早期手术治疗。

(2)剖腹探查：对某些诊断不清，但出血又难以控制的患者，应考虑手术探查。要全面而仔细地探查上消化道易引起出血的部位，有时需切开胃肠道或穿刺肝、胆系统来找寻出血部位，即便如此，仍有少数患者不能明确出血部位和出血原因。

164. 上消化道大出血的一般治疗措施有哪些？

上消化道大出血的一般治疗措施包括卧床休息，给予镇静剂，若巴比妥类药物或吗啡制剂，使其镇静，减少恐惧。密切观察各生命体征的变化和检查血红蛋白与红细胞计数，以作为进一步治疗的依据。若患者一般情况稳定，可给予口服胃十二指肠溃疡饮食，并可口服止血药，如仙鹤草素、云南白药、汉三七或其他止血药等。

165. 上消化道大出血时如何进行输血？

对病情较重的患者，应给予输血或补液，在补充的液体中有平衡盐液，目前常用的有乳酸钠和复方氯化钠溶液和血浆代用品，如右旋糖酐、羟乙基淀粉等。平衡盐液不但可补充失水且可代替部分输血，对出血性休克暂无法输血时可优先采用。

输血为补充血容量最有效的方法，故对大出血尤其是已有出血性休克的症状时，应给予输血。输血量最好相当于出血量，但临床上对失血量的预估难以精确，且机体对失血后所发生的一系列病理生理变化又非常复杂，大量输血又可引起很多并发症，因此并不一定全部输入全血。可将其中一部分或大部分用平衡盐溶液或血浆代用品替代。一般在输血后血压升到 100mmHg(13.3kPa)或以上,血细胞比容升到 40% 左右,即可认为已经达到理想水平。若血细胞比容下降 10%,约需输血 1000mL;如下降 5%,需输血 300～500mL。输血后血压到 100mmHg(13.3kPa)以上时即应停止输血,若停止输血后血压又行下降,则说明有持续性出血,应考虑手术。

166. 上消化道大出血如何补液?

右旋糖酐中包括低分子右旋糖酐和高中分子右旋糖酐,高分子者(相对分子质量在 $10×10^3$ 以上)对凝血有影响,可引起微循环阻塞,且不易从体内排出。故临床上现已不用。低分子者(相对分子质量在 $4×10^3$ 左右)有利于改善末梢循环,中分子者(相对分子质量在 $7×10^3$)可增加血容量。每克中分子右旋糖酐可增加血浆量 15mL,若 6% 右旋糖酐 500mL 含右旋糖酐 30g,可增加血浆量 450mL,可维持 6～12h。此类溶液大量使用时易造成出血和肾功能障碍,故每日用量勿超过 1000mL。

167. 上消化道大出血的止血方法有哪些?

(1)胃低温疗法:它是用一根特制的带一橡皮囊的胃管放入胃内(放管前先用冰盐水清洗胃内残血及血凝块),然后用一特制的循环泵由管端将冰水乙醇连续注入和抽出,使胃保持低温 24～72h,保持回流管内的温度为 5～10℃。它不但可使出血减少,而且可降低胃液分泌。止血的有效率在 80% 以上,但此法设备较复杂,出血复发率较高,多适用于出血不止而又合并严重并发症不宜手术的患者。

(2)经胃管注入冰生理盐水洗胃:该法不但使局部血管收缩,且可使局部溶解纤维素的能力降低,因而能达到止血目的。近几年来也有人用去甲肾上腺素溶液由胃管注入,取得良好的止血效果。方法是放入胃管后,首先清洗胃内残血,然后经胃管注入含有 8mg 去甲肾上腺素的生理盐水溶液 100mL,夹管 30min,在夹管期间,可使患者变换体位,然后用生理盐水冲洗,观察有无持续出血,此法可每分钟重复 1 次,视出血情况可适当延长。此法由于去甲肾上腺素是经门静脉吸收,在肝内灭活,故对心血管影响不大。

(3)经内镜止血

1)高渗钠-肾上腺素溶液(HS－E)局部注射:通过内镜检查,确定出血部位后,经活体组织检查术孔插入一塑料管,洗净表面血块,在出血血管周围直接注射 HS－E 溶液 3～4 处,每处 3 mL,只要注射确实即能止血。HS－E 溶液局部注射止血的机制为高渗钠可延长肾上腺素局部的作用时间,且可使周围组织水肿,血管壁纤维蛋白变性及血栓形成。

2)激光凝固疗法:即通过内镜确定出血部位后,用激光进行凝固止血。激光为一种非常密集和强有力的光能,当其光束击中一个适当的吸收面时,光能即转为热能,从而达到凝固止血目的。目前所用的激光有红宝石激光、二氧化碳激光、氩离子激光和钕钇铝石榴石激光。目前多采用氩离子激光照射,动物实验及临床应用表明,单纯激光照射常使胃或十二指肠壁受损,甚至穿孔,故有人主张用 CO_2 同轴喷射法来进行激光照射。这样可减少激光对胃壁深层的损伤,在激光照射前先在局部喷射 CO_2,使血管破裂处产生一定的压力而止血,随后即做激光照射,便很快凝固止血。

3)其他:尚有通过内镜对溃疡出血进行高频电凝止血或用强磁场把含凝血酶的铁磁合剂压在出血病变处,以达到止血目的。这些方法临床应用都有一定效果,但病例较少,尚待今后进一步研究。

168. 上消化道大出血如何进行介入治疗?

当选择性动脉造影证实出血部位后,即可经导管注入血管收缩药物,常用者为垂体后叶加压素,每分钟注入 0.1～0.3 U,持续静脉滴注 20min 后(用灌注泵静脉滴注),可再行动脉造影。若显示远端动脉收缩,血流向前进入毛细血管,出现静脉相,且无药液外渗,则表示滴注速度适当,即可固定导管,用灌注泵持续滴注,至少维持 18～24h。停用前逐渐减量。有时因出血量大,可将加压素的剂量加大至每分钟 0.4 U。导管一般在 36～72h 拔出,拔管前可先用 5％葡萄糖滴注12～24h,然后拔管。

169. 哪些情况可作为上消化道大出血选择手术治疗的参考?

(1)年龄:年龄越大,病死率越高。有人报道发病年龄＜60 岁者,病死率低于6％,而年龄超过 60 岁者,病死率可达 10％～21％。因高龄患者多有动脉硬化、血管壁弹性差,出血后不易自停,故应早期手术。

(2)出血后短期即出现休克或在补足失血量后血压及脉搏仍不稳定,或出血经积极的非手术疗法治疗后一度停止,但不久即又发生大出血者。

(3)有长期消化性溃疡病史或经钡餐及纤维胃镜检查证实为胃溃疡或十二指肠后壁溃疡者。

(4)消化性溃疡发病时间较长或已有其他并发症的溃疡大出血。

170. 上消化道大出血的手术方式有哪些?

上消化道大出血的手术方式基本有两种:一种是局部缝合止血,适用于一般情况不佳,不能耐受较大手术的患者;另一种是溃疡根治性手术,即包括溃疡在内的胃大部切除术,不但切除了溃疡、制止了出血,而且也治疗了胃十二指肠溃疡,为一理想的手术方法。

第二节　下消化道大出血

171. 什么是下消化道大出血？

下消化道大出血又称急性下消化道出血，95％来自结肠。鲜血进入肠道与肠内容混合呈棕色，表示出血量少，多来自肛管、直肠或乙状结肠，可在门诊检查。大出血多见于老年患者。因消化道出血住院的患者中，下消化道出血占 1/4，出现休克或需要安静卧床的＜20％，需要输血者＜40％，85％的出血可自行停止，住院病死率＜3％。

172. 引起下消化道大出血的常见病因有哪些？

（1）新生物：良性息肉和癌常为隐匿性失血，也可以是间歇性便血。结肠新生物引起急性下消化道出血的近 10％。

（2）血管发育异常或血管扩张：可遍布胃肠道，引起无痛性出血，表现为黑粪症、便血或隐匿性失血，占下消化道出血的 5％～10％，最常见于盲肠和升结肠。病变扁平，红色，直径 2～10 mm，从一个中心血管向周围呈放射状扩展。患者年龄多超过 70 岁，伴有慢性肾衰竭。这类病变多数属退行性改变，源于结肠黏膜挛缩，黏膜静脉回流受阻，久之则黏膜毛细血管扩张，功能不全。胃与小肠的血管扩张发病机制尚不清楚，部分为先天性，有的是遗传综合征的部分表现。60 岁以上的受检者，6％可见到血管扩张，因此不能见到这类病变就断定是出血的来源。

（3）憩室病：不少患者有服用非甾体抗炎药病史。尽管憩室多数位于左结肠，而出血则以右结肠常见。超过 50 岁的患者，憩室出血常表现为急性、无痛或红色血便。80％的患者出血可自行停止，25％病例会再出血。炎性肠疾病特别是溃疡性结肠炎，常有腹泻，伴有不等量的便血，多与大便相混，伴有腹痛、里急后重和急迫感。

（4）缺血性结肠炎：常见于老年患者，绝大多数伴有动脉粥样硬化症，有过短暂的非闭塞性的缺血发作。5％发生在腹主动脉手术之后。表现为血便或血性腹泻，伴有轻度腹部绞痛。一般出血不多，可自行停止。青年人可因血管炎，凝血性疾病，服用雌激素和长途奔跑后发生结肠出血。

（5）医源性出血：内镜和放射引起的下消化道出血有明显增加趋势，常因肿瘤取活体组织检查术，息肉切除，以及手术施行肠吻合，引发术后出血。盆腔放射治疗引起的放射性直肠炎可引起肛管、直肠出血，持续数月至数年。内镜表现为多发性直肠毛细血管扩张。

173. 如何根据粪便的颜色判断出血的来源？

(1)棕色粪便混有或粘有血迹，出血多来源于乙状结肠、直肠或肛门。

(2)大量鲜红色血液，提示出血来自结肠。

(3)栗色粪便意味着出血位于右侧结肠或小肠。

(4)黑粪症表示出血来自上消化道。

(5)无痛性大量出血，通常提示憩室或血管扩张出血；血性腹泻伴有腹部绞痛、急迫感或里急后重，是炎性肠疾病、感染性结肠炎或缺血性结肠炎的特点。

(6)若血中尿素氮<10.7mmol/L(30mg/dl)，约2/3患者的大出血来自结肠的近端。

174. 鼻胃管吸引对诊断消化道出血有何意义？

在血流动力学不稳定时，特别是为排除上消化道出血，鼻胃管吸引具有重要意义。吸出鲜红色或暗棕(咖啡渣)色隐血阳性的胃内容，提示出血来自上消化道。若未吸出血液，且有胆汁，则上消化道出血的概率就很低。

175. 哪些患者需要进行结肠镜检查？

生命体征稳定的患者，如果4h内没有再出血，经充分的复苏和结肠灌洗后进行结肠镜检查。严重的或活动性下消化道出血患者(脉率为100次/分或更快，收缩血压<100mmHg)，住院6~12h，在快速结肠灌洗之后，只要没有出血和凝血块，急诊结肠镜检查能确定出血部位的达80%~85%，且可对20%的病变进行治疗。

176. 下消化道大出血患者推进式小肠镜检查或胶囊成像有何特点？

下消化道出血来自小肠的不足5%，但上消化道内镜与结肠镜检查均不能评价小肠出血部位和病变性质。由于小肠出血罕见，加上检查有一定难度，所以仅在周期性出血且不能确定出血部位时，方才进行小肠检查。推进式小肠镜很难达到回肠末端，但可以对观察到的病变取活体组织检查术并进行治疗。术中配合手术医师进行小肠镜检查，对确定病变部位特别有用。胶囊成像(又称胶囊内镜)是指由于服下的胶囊随胃肠道蠕动而自动摄下全消化道的图像。优点是体积小，不给患者增加痛苦，可以检查全消化道。不足之处是成本高，即便发现病变，也无法进行活体组织检查术和治疗。

177. 下消化道大出血患者如何进行结肠镜治疗？

活动性出血的憩室、血管扩张等，可经结肠镜行激光、硬化注射、电凝或金属内镜夹治疗。对毛细血管扩张的放射性直肠炎，烧灼治疗有效，氩凝固剂也有明显疗效。

178. 下消化道大出血手术治疗的要点是什么?

对持续性出血,24h 内需输血 4~6U,或总输血量>10U,或因憩室出血两次住院的患者,是手术的适应证。随着急诊血管造影经验的积累,需急诊手术患者日渐减少。手术前通过核素扫描或血管造影确定出血部位,可以减少切除小肠或结肠的范围。术中肠镜检查是诊断隐匿性小肠出血的金标准。在开腹或腹腔镜检查时,内镜医师经口置入小肠镜,在手术者的协助下,使小肠镜越过折叠的小肠,观察黏膜。手术室灯光转暗,手术者和内镜医师都能看到血管发育异常病变,既可以最大限度地避免遗漏病变,又能尽量减少切除小肠的范围。术中结肠镜检查,也可以避免盲目行部分结肠或全结肠切除术。与上消化道出血不同,下消化道出血需要手术治疗的仅占 15%,急诊患者病死率为 5%。由于下消化道出血多为老年患者,该因素可使病死率增加到 20%。

第八章

十二指肠疾病

▼

第一节 十二指肠炎

179. 什么叫十二指肠炎？

十二指肠炎指十二指肠的炎症,分为原发性和继发性两种,原发性者又称非特异性十二指肠炎。由于纤维十二指肠镜检查的临床应用,对十二指肠炎的诊断日趋增多,在接受上消化道内镜检查的病例中,本病的发病率占 2.1%～30.3%,发病多在球部,男女比例约为 4∶1,患者年龄以青壮年居多(占 80% 以上)。

180. 十二指肠炎临床症状有哪些？

(1)主要症状:主要表现为上腹部疼痛,恶心、呕吐,常伴有其他消化不良症状,如腹胀、嗳气、反酸等。有时酷似十二指肠球部溃疡,呈周期性、节律性上腹部疼痛,空腹痛,食物或制酸药可缓解,与十二指肠黏膜对酸及其他刺激敏感性增高有关。

(2)次要症状:少数患者可发生严重上消化道出血,表现为呕血、黑便,但多可自动止血。有的因合并胃炎、食管炎、胰腺炎、胆囊炎等,其症状可能与并存疾病有关。上腹部轻度压痛,部分患者可有舌炎、贫血和消瘦等。

181. 十二指肠炎为什么不容易诊断？

因为其症状无特异性,所以要注意误诊为其他胃病如消化性溃疡、慢性胃炎等。

(1)与十二指肠溃疡相鉴别:十二指肠炎与十二指肠溃疡有时在症状上有相似之处,两者均可有与饮食有关的上腹痛、不适感、可为碱性药物所缓解。单凭临床症状较难鉴别,主要依靠内镜检查明确诊断。

（2）与慢性胃炎相鉴别：慢性胃炎的症状，如上腹部不适或疼痛、消化不良、饱胀、嗳气等与十二指肠炎相似，且两者常同时存在。内镜检查是鉴别两者的主要方法。

（3）与胃神经症相鉴别：胃神经症与十二指肠炎均可见上腹部疼痛、嗳气、反酸、恶心、呕吐等症状。胃神经症患者以中年女性为多见，多有精神创伤史，主要表现为间歇性上腹痛、胃脘部灼热或不适感、反酸、嗳气、呃逆等，或有呕吐。服用抗酸药能使症状减轻，但不能完全缓解。查体上腹部压痛较广泛，且不固定。患者一般情况良好，但常伴有头痛、头昏、乏力、失眠、抑郁或焦虑等神经精神症状。各种器械与生化检查均无异常。

（4）与十二指肠憩室相鉴别：单纯性十二指肠憩室多因其他原因做胃肠钡餐 X 线造影检查而偶尔发现，患者常无症状。但当憩室发炎或有溃疡形成时，则可出现中上腹痛。疼痛常出现于餐后，查体中上腹部有固定压痛，有时易与十二指肠炎相混淆。可经 X 线钡餐检查及内镜检查加以鉴别。

（5）与慢性胆道疾病鉴别：胆道运动功能障碍可引起发作性痉挛性右上腹疼痛，患者以中年女性较多，疼痛多发生于饱餐之后（尤以脂肪餐），应用碱性药物不能缓解。慢性胆囊炎、胆石症可引起消化不良症状及上腹痛，有时易误诊为十二指肠炎。B 型超声及 X 线胆道造影检查可明确诊断。

182. 十二指肠炎有哪些检查？

（1）主要检查

1）内镜检查：十二指肠炎症多发于球部，内镜下可见病变部位的黏膜粗糙、充血、水肿、糜烂、出血，或黏膜有颗粒感及结节状增生，或黏膜皱襞肥厚粗大，或黏膜下有血管显露。可因病变程度的不同，而有不同表现。

2）X 线检查：十二指肠炎的 X 线改变有激惹、痉挛、变形，黏膜增粗紊乱或不规则，有网状皱襞及球部边缘锯齿状改变等。这些又都是十二指肠溃疡的间接征象，故常被误诊为十二指肠溃疡。但不会出现龛影或固定畸形，且球部变形是持久性的。低张或增加十二指肠球部充盈压力可恢复正常形态。

（2）次要检查

1）胃液分析：胃酸或胃液量分泌正常或较高，部分病例的胃酸水平与十二指肠溃疡相似。

2）十二指肠引流术及分析：十二指肠液可混浊、有黏液，镜检可见较多的白细胞及上皮细胞，胃酸低者可见较多细菌。胆汁液分析有助于排除寄生虫感染等。

183. 十二指肠炎检查注意事项是什么？

十二指肠炎的诊断在内镜和组织学之间有一定差异。有些内镜下无异常变化但组织学上确有十二指肠炎的表现，另有些内镜下黏膜明显呈充血性改变而组织学上找不到急性炎症细胞浸润。故内镜下所见异常比组织学上所见异常为多,必须强调内镜检查应和活检结合诊断十二指肠炎。

184. 十二指肠炎治疗要点是什么?

(1)治疗原则:消除病因,缓解症状,促进炎症愈合,预防复发,防止并发症。

(2)具体治疗方法

1)基本治疗:注意保持生活、工作、饮食的规律性,避免过度劳累和精神紧张,戒除烟、酒、浓茶,避免服用对胃黏膜有损伤作用的药物。

2)药物治疗

①降低胃酸的药物:包括制酸药物和抗酸药物两类。制酸药与胃内盐酸作用形成盐和水,使胃酸降低。种类繁多,有碳酸氢钠、碳酸钙、氧化镁、氢氧化铝等。抗酸药物主要有组胺 H_2 受体拮抗剂和质子泵抑制剂两类。组胺 H_2 受体拮抗剂:组胺 H_2 受体拮抗剂选择性竞争 H_2 受体,从而使壁细胞内 cAMP 产生及胃酸分泌减少。质子泵抑制剂:胃酸分泌最后一步是壁细胞分泌膜内质子泵驱动细胞 H^+ 与小管内 K^+ 交换,质子泵即 H^+,K^+ – ATP 酶。质子泵抑制剂可明显减少任何刺激激发的酸分泌。常用的质子泵抑制剂有奥美拉唑、埃索美拉唑、兰索拉唑、泮托拉唑、雷贝拉唑等。

②加强胃黏膜保护作用的药物:胶体次枸橼酸铋(CBS):商品名 De – Nol、德诺、迪乐。CBS 的疗效大体与 H_2 受体拮抗剂相似。严重肾功能不全者忌用该药。少数患者服药后出现便秘、恶心、一时性血清转氨酶升高等。前列腺素 E:前列腺素具有细胞保护作用,能加强胃肠黏膜的防卫能力。硫糖铝:硫糖铝是硫酸化二糖和氢氧化铝的复合物,在酸性胃液中,凝聚成糊状黏稠物,可附着于胃、十二指肠黏膜表面,与病变面附着作用尤为显著。表皮生长因子(EGF):EGF 是一种多肽,由唾液腺、Brunner 腺和胰腺分泌。EGF 不仅能刺激黏膜细胞增殖,维护黏膜光整,还可增加前列腺素、疏基和生长抑素的释放。

③促进胃动力药物:如有明显的恶心、呕吐和腹胀,实验室检查见有胃潴留、排空迟缓、胆汁反流或胃食管反流等表现,应同时给予促进胃动力药物,如甲氧氯普胺、多潘立酮等。

④手术治疗:对药物治疗无效者可行迷走神经切断术、幽门成型术或高度选择性迷走神经切除术等处理。

185. 十二指肠炎治疗注意事项是什么?

十二指肠炎可能与幽门螺杆菌感染有关,因此抗幽门螺杆菌治疗也有一定价值。对幽门螺杆菌感染的治疗主要是应用质子泵抑制剂或铋剂＋两种抗生素。清除是指药物治疗结束时幽门螺杆菌消失,根除是指药物治疗结束后至少 4 周无幽门螺杆菌复发。但根除幽门螺杆菌的治疗是否有效尚待观察。

第二节　十二指肠溃疡

186. 什么叫十二指肠溃疡？

皮肤和黏膜坏死后遗留下的深在的组织缺损称为溃疡。其中最常见的一种是消化性溃疡，影响胃和十二指肠。十二指胃溃疡多发生在十二指球部（95％），以前壁居多，其次为后壁、下壁、上壁。

187. 十二指肠溃疡病因有哪些？

消化道局部神经营养、血液、淋巴循环和物质代谢发生紊乱，创口不断受到异物、炎症产物、感染及过强防腐剂的刺激，从而降低局部组织的抵抗力和再生能力，致使创口久不愈合形成溃疡。

（1）遗传基因。

（2）胃酸分泌过多。

（3）十二指肠黏膜防御机制减弱。

（4）幽门螺杆菌感染。

（5）其他因素。①非甾体抗炎药可对胃黏膜造成损伤；②吸烟；③应激；④饮食纤维；⑤饮食亚油酸。

188. 十二指肠溃疡临床表现是什么？

十二指肠溃疡的主要临床表现为上腹部疼痛，可为钝痛、灼痛、胀痛或剧痛，也可表现为仅在饥饿时隐痛不适。典型者表现为轻度或中度剑突下持续性疼痛，可被制酸剂或进食缓解。临床上约有 2/3 的疼痛呈节律性：早餐后 1～3h 开始出现上腹痛，如不服药或进食则要持续至午餐后才缓解。食后 2～4h 又疼痛，也须进餐来缓解。约半数患者有午夜痛，患者常可痛醒。节律性疼痛大多持续数周，随着缓解数月，可反复发生。

189. 十二指肠溃疡发病有什么特点？

（1）发作呈周期性，与缓解期相互交替。

（2）发作有季节性，多在秋冬或冬春之交发病，可因不良精神情绪或解热镇痛药及消炎药物诱发。

（3）多发于中青年男性。

190. 十二指肠溃疡有哪些检查？

（1）钡餐检查：钡餐造影即消化道钡剂造影，是指用硫酸钡作为造影剂，在 X 线照射下显示消化道有无病变的一种检查方法。与钡灌肠不同,钡餐造影是用口服的途径摄入造影剂,可对整个消化道,尤其是上消化道进行更清晰的放射性检查。十二指肠溃疡绝大部分发生在球部,占 90% 以上。球部腔小、壁薄,溃疡易造成球部变形,X 线检查易于发现。

1)龛影:龛影为诊断十二指肠球溃疡的直接征象,多见于球部偏基底部。

2)"激惹征":钡剂于球部不能停留,迅速排空,称为"激惹征"。

(2)胃镜检查(图 8-1):胃镜是一种医学检查方法,也是指这种检查使用的器具。胃镜检查能直接观察到被检查部位的真实情况,更可通过对可疑病变部位进行病理活检及细胞学检查,以进一步明确诊断,是上消化道病变的首选检查方法。胃镜检查是借助一条纤细、柔软的管子伸入胃中,医师可以直接观察食管、胃和十二指肠的病变,尤其对微小的病变。

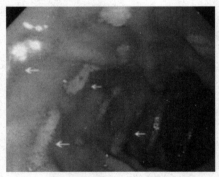

图 8-1 十二指肠溃疡(胃镜图像)

191. 十二指肠溃疡治疗有哪些?

(1)一般处理:患者应禁烟酒和对胃肠有刺激性的食物及药物,如咖啡、类固醇激素、NSAIDs 等。治疗期间应软食,少食多餐,生活有规律,并适当休息。

(2)药物治疗:①H_2 受体拮抗剂:是治疗消化性溃疡的主要药物,对十二指肠溃疡治疗效果较好;②H^+,K^+-ATP 酶(质子泵)抑制剂:以奥美拉唑(洛赛克)为代表;③抗幽门螺杆菌(Hp)治疗;④保护胃黏膜促进溃疡愈合的药物。

(3)手术治疗:为胃大部分切除术,也可采用迷走神经切除术,这两类治疗方法均可取得良好治疗效果。

DU 外科治疗的适应证主要有两类:第Ⅰ类:发生严重并发症的十二指肠溃疡,如急性穿孔、大出血和瘢痕性幽门梗阻;第Ⅱ类:内科治疗无效或某些特殊类型的溃疡。

第三节 十二指肠良性肿瘤

十二指肠是小肠的一部分,其肿瘤的发病率在胃肠道肿瘤中的比例很低,但在全部小肠肿瘤中则约占 1/5。由于解剖的特点,胃液、胰液及胆汁相汇于此,这也可能是造成十二指肠某些类型的肿瘤较小肠其他部分多发的原因。

一、十二指肠腺瘤

192. 什么叫十二指肠腺瘤?

十二指肠腺瘤是常见的十二指肠良性肿瘤,约占小肠良性肿瘤的 25%。从其发源可分为 Brunner 腺瘤和腺瘤性息肉两种。

193. 什么叫 Brunner 腺瘤?

Brunner 腺瘤是由十二指肠黏液腺(Brunner 腺)腺体增生所致。

194. Brunner 腺瘤临床表现是什么?

Brunner 腺瘤常无明显临床症状,当肿瘤生长到一定程度可出现上腹部不适、饱胀、疼痛或梗阻,约 45% 病例有上消化道出血,以黑便为主,伴贫血,少有呕血。

195. Brunner 腺瘤诊断标准是什么?

常用辅助检查手段为钡餐或气钡双重造影和十二指肠镜。钡餐或气钡双重造影见球部或球后有圆形充盈缺损或呈光滑的"空泡征",若为弥漫性结节样增生,则呈多个小充盈缺损,如鹅卵石样改变。十二指肠镜则可见肿瘤位于黏膜下,向肠腔内突出,质较硬,黏膜表面有炎症、糜烂,偶可见溃疡,行活体组织病理检查时必须取材较深才能诊断。

196. Brunner 腺瘤怎么进行治疗?

理论上 Brunner 腺瘤属错构瘤性质,很少恶变,加之有学者认为 Brunner 腺瘤是胃酸分泌过多的反应,因而认为可经药物治疗消退,或长期追踪,但因手术前很难对 Brunner 腺瘤以定性,加之腺瘤发展到一定大小常致出血、贫血等,因此绝大多数学者认为仍应手术治疗,特别是对单个或乳头旁局限性增生的腺瘤应予以切除,处理方法有

(1)肿瘤小且蒂细长者可经内镜切除。

(2)肿瘤较大,基底较宽应经十二指肠切除。

（3）球部肿瘤直径＞3 cm，基底宽，切除后十二指肠壁难以修复者，应行胃大部切除。

（4）肿瘤位于乳头周围，引起胆、胰管梗阻或疑有恶变经快速病理检查证实者，应做胰头十二指肠切除。

197. 十二指肠腺瘤性息肉常见哪类疾病？

十二指肠腺瘤多属此类，源于十二指肠黏膜腺上皮，有别于 Brunner 腺瘤。由于腺瘤的结构形态不同，表现各异，预后也有较大的差异。

198. 十二指肠腺瘤性息肉有哪些分类？

目前，按腺瘤不同的结构和形态，将其分为以下三类：①绒毛状腺瘤，腺瘤内有大量上皮从管腔黏膜表面突起，呈绒毛状或乳头状，表面如菜花样，基底宽、质软、易出血，恶变率高达 63％，临床较少见；②管状腺瘤，较多见，肿瘤多数较小、有蒂、质较硬，肿瘤内以骨胶为主，少见绒毛状上皮，恶变率较低，约 14％；③管状绒毛状腺瘤，其形态结构和恶变率居前两者之间。

199. 十二指肠腺瘤性息肉临床表现是什么？

早期多无症状，肿瘤发展到一定大小则可有上腹部不适、隐痛等胃十二指肠炎表现。较长病史者可出现贫血，粪便隐血阳性，其中尤以绒毛状腺瘤表现突出。位于乳头部腺瘤可因阻塞胆总管而致黄疸，或诱发胰炎。较大的肿瘤可致十二指肠梗阻，但较罕见。

200. 十二指肠腺瘤性息肉怎么诊断？

同其他十二指肠肿瘤诊断方法一样，依赖于十二指肠低张造影和十二指肠镜检查。前者表现为充盈缺损；后者则可见向肠腔突起的肿块、呈息肉样或乳头状，病理学检查常可明确诊断。B 超及 CT 等检查对诊断较大的腺瘤也有一定参考价值。值得注意的是，十二指肠腺瘤可伴发于家族性息肉、Gardner 综合征等，因而对十二指肠腺瘤作出诊断的同时，应了解结肠等其他消化道有无腺瘤存在。

201. 十二指肠腺瘤性息肉治疗方法有哪些？

十二指肠腺瘤被认为是十二指肠腺癌的癌前期病变，恶变率高。因此，一旦诊断确定应争取手术治疗。

（1）经内镜切除：适用于单发、较小、蒂细长、无恶变可能的腺瘤。蒂较宽、肿瘤较大则不宜采用。应注意电灼或圈套切除易发生出血和穿孔。切除后复发率为28％～43％，故应每隔半年行内镜复查，1～2 年后每年复查 1 次。

（2）胰十二指肠切除：适用于基底较宽、肿瘤较大经内镜切除困难者。乳头附近的肿瘤也可采用此法，切除后同样有较高复发率，要求术后内镜定期随访。

（3）胃大部切除：适用于球部腺瘤，蒂较宽，周围有炎症，局部切除后肠壁难以修复者。

(4)胰头十二指肠切除:适用于十二指肠乳头周围单个或多发腺瘤,或疑有恶变者。十二指肠良性肿瘤是否应行胰头十二指肠切除术尚有争议。

二、十二指肠平滑肌肿瘤

202. 什么叫十二指肠平滑肌肿瘤?

十二指肠平滑肌肿瘤是指起源于十二指肠黏膜肌层或固有肌层,或肠壁血管壁的肌层肿瘤,根据其组织学特征,分为平滑肌瘤、平滑肌肉瘤和上皮样平滑肌瘤(又称平滑肌母细胞肌瘤),后者罕见。平滑肌瘤和平滑肌肉瘤分别居十二指肠良、恶性肿瘤发病率的第 2 位,但也有统计认为淋巴瘤发生率稍高于平滑肌肉瘤者。

203. 十二指肠平滑肌肿瘤临床表现是什么?

十二指肠平滑肌肿瘤所产生的症状、体征与其他十二指肠良、恶性肿瘤相似,但以出血、腹部肿块较为突出。有统计肉瘤的出血发生率约为 80%,肌瘤约 50%,可为少量持续或间歇大出血,出血与否和出血程度与肿瘤大小无直接关系。肿块多在右上腹,表面较光滑,硬或囊性感,活动度差,个别肿块可在右下腹触及。

204. 十二指肠平滑肌肿瘤怎么诊断?

十二指肠平滑肌肿瘤首选的检查方法是胃肠道钡餐造影;十二指肠内镜检查可见肠壁外压性改变或黏膜下隆起病变,黏膜糜烂。

205. 十二指肠平滑肌肿瘤怎么治疗?

根据肿瘤大小、生长部位和生长方式决定治疗方法。局部切除仅适应于十二指肠外侧壁腔外型肌瘤。由于肉瘤术后复发主要是瘤床和腹腔内肿瘤种植。因此,术中避免瘤体包膜破裂是预防复发的关键之一。术毕,于瘤床部位可用蒸馏水浸泡和冲洗。胰头-十二指肠切除术适用于较大或位于十二指肠乳头周围的肿瘤。

平滑肌肉瘤肝转移病灶的边界较清楚可沿肿块边缘切除。若有多个转移灶局限于一叶,宜行肝叶切除;对不能切除的肝转移灶,可行肝动脉插管和门静脉插管化疗。

第四节　十二指肠恶性肿瘤

一、原发性十二指肠腺癌

206. 什么叫原发性十二指肠腺癌？

原发性十二指肠腺癌起源于十二指肠黏膜,比较少见。

207. 原发性十二指肠腺癌病因是什么？

目前不甚清楚,有些作者认为可能与十二指肠良性息肉的恶变有关。另外,溃疡或憩室的恶变及遗传等因素,也有一定关系。

208. 原发性十二指肠腺癌临床表现是什么？

(1)疼痛:多类似消化性溃疡,表现为上腹不适或钝痛,进食后疼痛并不缓解,有时疼痛可向后背部放射。

(2)出血:为最常见的症状,多为慢性失血。表现为粪隐血、黑便,如为大量失血,则可有呕血。由于失血,故常导致贫血。

(3)梗阻:由于肿瘤的逐渐增大,堵塞肠腔,可引起部分或完全性十二指肠梗阻。如为部分梗阻,则仅表现为饭后上腹胀满不适及嗳气等,如梗阻较重,则可发生呕吐。

(4)黄疸:波动性黄疸。

(5)恶性肿瘤的一般症状:食欲缺乏、体重减轻及发热等。少数晚期患者可于右上腹触及肿物。

209. 原发性十二指肠腺癌有哪些检查？

(1)X线钡餐检查。

(2)十二指肠镜检查。

(3)CT 及 MRI 检查。

210. 原发性十二指肠腺癌怎么治疗？

(1)治疗原则:仍以早期诊断、早期手术为主,然后再辅以化疗及其他综合治疗。

(2)常用术式及其注意事项

1)胰头十二指肠切除术。

2)节段性十二指肠管切除术。

3)乳头部肿瘤局部切除术。

4)胃大部分切除术。

二、十二指肠类癌

211. 什么叫十二指肠类癌？

类癌是消化道低发性肿瘤,仅占消化道肿瘤的 $0.4\%\sim1.8\%$,而十二指肠类癌发病率更低,仅占全胃肠道类癌的 1.3%,占小肠类癌的 5%。

212. 原发性十二指肠腺癌临床表现是什么？

十二指肠类癌一方面有十二指肠肿瘤的共同表现,如黑便、贫血、消瘦、黄疸或十二指肠梗阻症状;另一方面由于类癌细胞分泌多种具有生物活性物,如 5 - HT、血管舒张素、组胺、前列腺素、生长抑素、胰高糖素、促胃液素等,当这些生物活性物质进入血液循环时,尤其是类癌肝转移时,这些生物活性物质直接进入体循环,可出现类癌综合征,表现为发作性面、颈、四肢和躯干上部皮肤潮红、腹泻等。腹泻严重时有脱水、营养不良、哮喘,甚至出现水肿、右心衰竭等。

213. 原发性十二指肠腺癌有哪些检查？

(1)24h 尿 5 - HIAA 测定。

(2)胃肠钡餐造影。

(3)纤维十二指肠镜检查。

(4)B 超和 CT 检查。

214. 原发性十二指肠腺癌怎么治疗？

(1)手术治疗:以手术治疗为主。

1)胰头十二指肠切除术。

2)对类癌肝转移,可在切除原发灶同时切除转移灶。

(2)化疗及放疗。

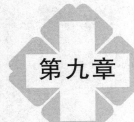

第九章

小肠疾病

第一节 坏死性小肠结肠炎

215. 什么叫坏死性小肠结肠炎?

坏死性小肠结肠炎(NEC)是局限于一段肠管的以弥漫性溃疡、坏死为主要特征的急性蜂窝织炎性病变。本病主要发生于儿童,病情发展迅速,重症可出现败血症和脓毒症休克,甚至威胁患者生命。

216. 坏死性小肠结肠炎病因是什么?

迄今尚不明确。一般认为与肠道化脓性感染或肠内寄生虫及其毒素对机体的损害有关。另外,与过敏有关,肠壁血液循环障碍及局灶性坏死在先,细菌感染是继发的。近年来经动物实验证实,本病与"C"型产气荚膜杆菌(即可产生 B 毒素的Welchii 杆菌)的感染有关。另外认为儿童在喂养不当时也易罹患此病。人工喂养易发生坏死性小肠结肠炎可能与乳类的成分和渗透压有关,母乳喂养可减少 NEC的发生率。

217. 坏死性小肠结肠炎临床表现有哪些?

临床上起病急骤,以全身毒血症、急性腹痛、腹胀、腹泻及便血为主要表现。

(1)腹痛:常突然出现,多为持续性,可有阵发性加重。腹痛部位多在脐周或上腹部,少数人可有全腹疼痛,但以病变部位为著。

(2)恶心及呕吐:腹痛出现不久即开始恶心及呕吐。呕吐物为黄水样、咖啡样或血水样。农村儿童常呕吐蛔虫。有些人因伴有频繁呕吐,甚至被误诊为急性肠梗阻。

(3)腹泻及便血:腹泻的程度不一,粪便最初为糊状便,继而转为黄色水样便,在 12～72h 后出现黏液血便,果酱样便或鲜血便、粪便带有特殊的腥臭味,无里急后重。早期每日数次或十数次,后期排便次数减少甚至停止。

(4)全身中毒症状:发病后常有高热、软弱、全身不适等症状。若出现嗜睡、谵妄或昏迷,或早期出现脓毒症休克,均提示病情严重,已有肠管坏死。

(5)体格检查:可有腹胀及腹部压痛,新生儿可有明显腹胀。在肠管坏死时,可有腹肌紧张、肠型、触痛性包块及腹膜刺激征。

218. 坏死性小肠结肠炎有哪些检查?

(1)实验室检查:血象中白细胞计数增高,一般在(12～20)×10⁹/L,有核左移现象。

(2)早期 X 线检查:可能无特异性征象,但多次 X 线摄片连续观察其动态改变,具有诊断价值。早期可见:①局限性小肠积气;②肠黏膜及肠间隙增厚;③病变肠管僵直,间有张力的胀气肠襻;④胃泡多中度胀气,部分有不同程度的胃潴留。

(3)进展期 X 线检查:可见典型的 X 线征象。①肠管扩张:肠腔内见多个细小液平面;②肠壁囊样积气:黏膜下层可见小囊泡或串珠状积气透亮区;浆膜层的积气呈细线状、半弧状或环状透亮影;③门静脉积气:自肝门向肝内呈树枝状影像;④腹水或积气影:肠坏死时可有无规则致密阴影团及腹腔内游离气体。X 线钡灌肠在急性期会加重出血或引发穿孔,应列为禁忌。

219. 坏死性小肠结肠炎怎么诊断?

首先有急性腹痛、呕吐、腹泻,继而出现便血、肠梗阻以及脓毒症休克等临床表现时,应考虑到本病的诊断。

220. 坏死性小肠结肠炎需要与哪些疾病鉴别?

(1)由于本病中毒症状重,又伴腹泻,易误诊为中毒性痢疾,后者起病急,开始即有高热、惊厥,重者可有休克,数 h 内出现脓血;而出血性小肠炎起病以腹痛、腹泻为主,发病 1～3 日内出现便血,而无脓便。

(2)由于本病也可有呕吐、腹胀及便血,故应与肠套叠相鉴别。后者呕吐时伴有阵发性腹痛,中毒症状出现晚,右下腹多可扪到肿块,排出紫红色果酱样大便;而出血性小肠炎的便血为血水样便,全身中毒症状明显。

(3)出血性小肠炎尚需与急性阑尾炎、梅克尔憩室炎、过敏性紫癜、克罗恩病、肠蛔虫病及胆道蛔虫病相鉴别。

221. 坏死性小肠结肠炎治疗有哪些方法?

轻型病例,经过非手术疗法可获治愈。本病治愈后很少再发,一般不遗留肠管狭窄或慢性炎症。

(1)**休息、禁食:**患者应卧床休息,完全禁食。当症状明显好转后可给予易消化的流质饮食,以后逐渐加重,逐渐过渡到正常饮食,过早进食可致症状加重,影响康复。

(2)输血、补液、纠正水及电解质紊乱:出血性小肠炎患者多有脱水、失钠及失钾,应自静脉补给充足液体。儿童每日液量为 80～100mg/kg,10%葡萄糖溶液占 2/3～3/4,生理盐水占 1/4～1/3。成人液量至少每日 2000～3000mL。特别在禁食时间长、腹泻呕吐严重者,易发生低钾血症,应及时口服或静脉补充钾盐。此外,需适量输以新鲜全血或血浆、白蛋白等。

(3)积极救治感染性休克:早期诊断和积极治疗休克是治疗本病的关键。首先应补充血容量,先输入胶体液,给予血管扩张药,如山莨菪碱等。控制肠道细菌感染,有利于减轻肠道的损害。一般采用对肠内细菌有效的药物,如甲硝唑、诺氟沙星、卡那霉素、先锋霉素、庆大霉素等。宜两种抗生素联合应用,自静脉滴入,5～7日为 1 个疗程。

(4)对症治疗:高热烦躁者,给予物理降温及镇静剂,便血量多者可适当输入新鲜全血及试用止血药,如对羧基苄胺、维生素 K、酚磺乙胺等,腹痛可针刺足三里、天枢、合谷等穴,腹胀明显呕吐频繁者,应行胃肠减压。

(5)手术治疗:有 30%～40% 的患者需行手术治疗,手术治疗的适应证是:①有严重肠坏死伴明显腹膜炎征象,腹腔穿刺有脓性或血性液体者;②腹腔内有游离气体,提示已有肠穿孔者;③经积极治疗休克不见好转,病情继续恶化,提示肠道毒素持续吸收者;④反复大量肠出血,伴有出血性休克者;⑤肠梗阻症状明显,经非手术治疗后不能缓解者;⑥已出现腹腔脓肿,需手术引流者。

第二节　肠结核

222. 什么叫肠结核?

肠结核是由结核杆菌所引起的肠道慢性特异性感染。外科所见的肠结核多是肠结核穿孔合并腹膜炎及局限性脓肿、炎症及瘢痕绞窄造成的肠梗阻,以及结核性炎症所致的肿块或肠瘘。

223. 肠结核病因是什么?

病原菌多为人型结核杆菌。肠结核绝大多数继发于肠外结核,侵犯肠道途径有胃肠道感染、血行播散感染、直接蔓延。

224. 肠结核临床表现有哪些?

(1)腹痛:一般为隐痛或痉挛性痛,多发于右下腹,也可位于脐周或遍及全腹。

每于进餐时或餐后均可有疼痛发作,排便后可略缓解,常有腹泻或腹泻与便秘交替的症状。增殖型肠结核在发生不全性肠梗阻时,可有呕吐、腹泻或便秘、肠绞痛等症状。

(2)腹泻和便秘:腹泻是小肠病变特征,是由于炎症和溃疡使肠蠕动加快,继发性吸收不良所致。每日大便2～4次,呈水样,便少数混有黏液或脓血。增生型肠结核表现为以便秘为主的腹泻与便秘交替。

(3)全身症状和肠外结核的表现:溃疡型肠结核常有结核毒血症的表现,多有午后低热、夜间盗汗、腹胀、食欲下降等症状。多由肠外结核所引起。常有消瘦、全身虚弱等表现。增殖型肠结核多无结核毒血症的表现。

(4)腹部肿块:主要见于增生型肠结核,由增生的结核性肉芽肿所致。呈瘤样肿块,中等硬度,表面不平,轻压痛,稍活动。溃疡型肠结核合并腹膜炎者,由于病变肠管与周围组织粘连,可在右下腹扪到肿块。

225. 肠结核有哪些检查?

一般病例根据临床症状、体征及典型的X线表现,肠外找到结核病灶,抗结核试验治疗6周病情有明显改善,便可作出肠结核的临床诊断。实验室及X线检查有助于肠结核的诊断。

(1)实验室检查:包括血常规、红细胞沉降率、粪便检查。在无并发症时白细胞计数多正常。大多数有活动病变患者,红细胞沉降率明显增高,常以此反映结核病变的活动程度。

(2)X线检查:应摄胸部X线平片,以明确患者是否有活动或陈旧性肺结核病灶。腹部X线平片可观察是否有小肠梗阻及钙化斑。在急性肠穿孔时可有气腹表现。X线钡餐造影和钡剂灌肠检查对肠结核的诊断具有重要意义。但在有肠梗阻或病变范围较广时,钡剂检查应慎重。

1)溃疡型肠结核:主要表现为病变肠段痉挛收缩和激惹现象。钡剂进入该段肠管后通过很快,充盈不佳,而病变上下两端肠曲充盈良好,称为跳跃征象(Stierlin征)。

2)增生型肠结核:主要表现为盲肠或升结肠近端肠段、回肠末段肠腔绞窄、收缩及畸形。黏膜皱襞紊乱,有时可见息肉样充盈缺损、肠管僵直、结肠袋消失等征象。

3)已有瘘管形成者:可经瘘口注药造影,根据病变范围及其形态的改变可协助诊断。

(3)乙状结肠镜检查:对于极少数病变位于乙状结肠下段或直肠的患者,可行乙状结肠镜检查并行活体细胞检查。应用纤维结肠镜对结肠进行检查,可直接观察包括盲肠在内的各个部位,且可采取活体组织进行病理检查,对本病的确诊有重要价值。

226. 肠结核与哪些疾病鉴别？

本病应与克罗恩病、溃疡性结肠炎、肠道恶性淋巴瘤、结肠癌及其他一些少见疾病。例如肠阿米巴、性病淋巴肉芽肿、肠道非典型性分枝杆菌病、肠道放线菌病等相鉴别。

227. 肠结核治疗有哪些方法？

(1)一般治疗：合理休息、充分的营养可提高患者的机体免疫力，是肠结核的治疗基础。

(2)内科治疗：无并发症的肠结核，应用抗结核药物。溃疡型肠结核常继发于肺结核，因此应重视对肺结核的治疗。如有空洞或开放性肺结核应予以隔离，并嘱患者避免吞入自己的带菌痰液，同时给予抗结核药物治疗及全身支持治疗，只有肺结核好转，痰中排菌停止，肠道才不再继续受到感染，肠道病变才能得以控制。

(3)手术治疗：当发生较严重的并发症时，可考虑在应用抗结核药物治疗的同时采用手术方法进行治疗。

1)适应证：①急性、慢性、完全或部分性肠梗阻；②回盲部增生型结核；③急性游离穿孔合并急性腹膜炎；④穿孔后形成局限性脓肿或肠瘘；⑤不能控制的肠道大出血；⑥腹部包块不能与恶性肿瘤鉴别者。

2)术式选择：①小肠结核时，宜切除病变肠段，行端-端肠吻合。若病变为多发时，也可分段切除及吻合，但应注意保留小肠足够长度，应避免做广泛肠切除；②回盲部结核时，一般行右半结肠切除术及回肠结肠端-端吻合术，尽可能不做短路手术，以避免产生盲袢综合征；③急性肠穿孔时，应立即行紧急手术，根据患者全身情况及病变局部病理变化选择行病变肠段切除术或腹腔引流术；④粘连紧密或包裹成团的肠管，如没有梗阻存在，不宜进行广泛分离，以免损伤肠壁造成更加严重的粘连、梗阻或肠瘘。

第三节　肠梗阻

228. 什么叫肠梗阻？

凡肠内容物不能正常运行或通过发生障碍时称为肠梗阻，是一种常见的外科急腹症。一旦肠管发生梗阻不但可引起肠管本身解剖和功能上的改变，并可导致全身性生理紊乱。在临床上以腹痛、呕吐、腹胀及便闭为主要表现。肠梗阻具有病因复杂、病情多变、发展迅速等特点，若处理不当，后果严重。

229. 肠梗阻分类有哪些？

肠梗阻在不断发展变化的过程中,各种类型在一定条件下可以互相转化。

(1)按肠梗阻发生的基本原因分类

1)机械性肠梗阻:此类最为常见。它是由器质性病变引起的肠内容物通过障碍。此类肠梗阻可由下列因素所引起:①肠腔堵塞:如因寄生虫团、粪块、异物、食积及凝结物等引起的梗阻。②肠管受压:是由外在病理因素压迫肠管所引起的梗阻,如粘连带压迫、肠管扭转、嵌顿疝、肿瘤、炎症或其他腹腔内肿块等。③肠壁病变:如肿瘤、套叠、炎症、绞窄以及先天性肠道闭锁等。

2)动力性肠梗阻:分为麻痹性和痉挛性两类,它是由神经反射或毒素刺激引起肠壁肌肉功能紊乱,使肠蠕动丧失或肠管痉挛,以致肠内容物不能顺利通过肠道但无器质性的肠腔绞窄。麻痹性肠梗阻较为常见,如腹膜炎、腹部大手术后、腹部创伤、腹膜后血肿、体液与代谢改变(如低钾血症)等。痉挛性肠梗阻较为少见,偶见于铅中毒引起的肠痉挛或精神紧张的青年女性患者。

3)血运重建性肠梗阻:较少见,是由肠系膜血管栓塞或血栓形成,使肠管血运重建障碍,继而发生肠麻痹而使肠内容物不能正常运行。它虽可归纳于动力性肠梗阻,但是它可迅速发生肠坏死,在选择治疗上应积极采用手术治疗。

4)假性肠梗阻:是指在临床上有肠梗阻症状和体征,但无肠内外机械性梗阻因素存在,表现为一段或全部肠管扩张。临床上可表现为急性或慢性发作。根据其病因病理可分为继发性和原发性两类。

(2)根据肠壁血运重建有无障碍分类

1)单纯性肠梗阻:只是肠内容物通过受阻,而无肠管血运重建障碍。

2)绞窄性肠梗阻:是指肠腔梗阻,并伴有肠壁血运重建障碍者。

(3)其他:按梗阻的部位分为高位(如空肠上段)和低位(如回肠末段和结肠)肠梗阻两种;根据梗阻的程度分为完全性和不完全性肠梗阻;此外,按发展过程的快慢分为急性和慢性肠梗阻等。

230. 肠梗阻临床症状有哪些？

尽管由于肠梗阻的病因、部位、病变程度,发病急慢的不同,可有不同的临床表现,但肠内容物不能顺利通过肠腔则是一致具有的,其共同表现是腹痛、呕吐、腹胀及停止排气排便。

(1)腹痛:机械性肠梗阻发生时,由于梗阻部位以上肠管的强烈蠕动,表现为阵发性绞痛,疼痛多在腹中部,也可偏于梗阻所在的部位。腹痛发作时可伴有肠鸣音,自觉有气块在腹中窜动,并受阻于某一部位。有时能见到肠型和肠蠕动波。听诊为连续高亢的肠鸣音,或呈气过水声或金属音,麻痹性肠梗阻的腹胀明显、腹痛不明显,如腹痛间歇期不断缩短,直至成为剧烈的持续性腹痛,则应警惕可能是绞窄性肠梗阻的表现。

(2)呕吐:在肠梗阻早期,即可出现反射性呕吐,吐出物为食物或胃液;进食或饮水均可引起呕吐。此后,呕吐随梗阻部位高低而有所不同,一般是梗阻部位越高,呕吐出现越早,越频繁。高位肠梗阻时呕吐频繁,吐出物主要为胃十二指肠内容物及胆汁;低位肠梗阻时,呕吐出现迟而次数少,吐出物为带臭味的粪样物。结肠梗阻时,呕吐到晚期才出现。如呕吐物呈棕褐色或血性,是肠管血运重建障碍的表现。麻痹性肠梗阻时,呕吐多呈溢出性。

(3)停止排气排便:完全性肠梗阻发生后,患者多不再排气和排便;梗阻早期,尤其是高位肠梗阻,可因梗阻以下肠内尚残存的粪便和气体,仍可自行或在灌肠后排出,不能因此而否定肠梗阻的存在。某些绞窄性肠梗阻,如肠套叠、肠系膜血管栓塞或血栓形成,则可自肛门排出血性黏液或果酱样粪便。

(4)腹胀:一般晚于以上三个症状,其程度与梗阻部位有关。高位肠梗阻腹胀不明显,但有时可见胃型;低位肠梗阻及麻痹性肠梗阻腹胀显著,遍及全腹,结肠梗阻时,如回盲瓣关闭良好,梗阻以上结肠可成闭襻,则腹周膨胀显著;腹部隆起不对称,是肠扭转等闭襻性肠梗阻的特点。

单纯性肠梗阻早期,患者全身情况多无明显改变。严重缺水或绞窄性肠梗阻患者,可出现脉搏细数,血压下降、面色苍白、四肢发凉等中毒和休克征象。梗阻晚期,可表现唇干舌燥、眼窝内陷、皮肤弹性消失、尿少或无尿等明显脱水征。

231. 肠梗阻有哪些检查?

(1)腹部检查:在机械性肠梗阻中,常可见肠型和蠕动波。肠扭转时腹胀多不对称。麻痹性肠梗阻则腹胀均匀。单纯性肠梗阻因肠管膨胀,可有轻度压痛,无腹膜刺激征。绞窄性肠梗阻时,腹腔有渗液,移动性浊音可呈阳性。听诊上肠鸣音亢进,有气过水声或金属音,为机械性肠梗阻表现。麻痹性肠梗阻时,则肠鸣音减弱或消失。

(2)直肠指检:应作为常规检查。如触及肿块,可能为直肠肿瘤所引起的结肠梗阻,极度发展的肠套叠的套头,或低位肠腔外肿瘤。

(3)实验室检查:血红蛋白及血细胞比容可因脱水、血液浓缩而升高。白细胞计数和中性粒细胞明显增加,多见于绞窄性肠梗阻。全血二氧化碳结合力和血清 Na^+、K^+、Cl^- 的变化,可反映酸碱平衡失调和电解质紊乱的状况。呕吐物和粪便检查,有大量红细胞或粪便隐血阳性,应考虑肠管有血运重建障碍。

(4)X 线检查:一般在肠梗阻发生 4～6h 后,即显示出肠腔内气体;立位或侧卧位透视或拍片,可见多数液平面及胀气肠襻。但无上述征象,也不能完全排除肠梗阻的可能。由于肠梗阻的部位不同,X 线表现也各有其特点;如在高位小肠梗阻时,空肠黏膜环状皱襞可显示出"鱼肋骨刺状",回肠黏膜则无此表现;结肠胀气位于腹部周边,显示结肠袋形。当怀疑肠套叠、乙状结肠扭转或结肠肿瘤时,可做钡灌肠以助诊断,在小肠梗阻时,忌用胃肠造影的方法,以免加重病情。在病情严重、血压低的休克患者,有时立位平面相可造成直立性虚脱,值得临床医师注意。

232. 在肠梗阻诊断过程中,如何辨明下列五个问题?

(1)是否为肠梗阻:根据腹痛、呕吐、腹胀、停止排气排便 4 个主要症状和腹部可见肠型或蠕动波,肠鸣音亢进等,一般可作出诊断。X 线检查对确定有无肠梗阻帮助较大。但 3 岁以下婴幼儿在正常情况下,也可在 X 线下看到小肠内有气体,应予以注意。

(2)是机械性还是动力性梗阻:机械性肠梗阻具有上述典型临床表现,早期腹胀可不显著。麻痹性肠梗阻无阵发性绞痛等肠蠕动亢进的表现。相反为肠蠕动减弱或消失。腹胀显著,而且多继发于腹腔内严重感染、腹膜后出血、腹部大手术后等。X 线检查可显示大肠、小肠全部充气扩张;而机械性肠梗阻胀气限于梗阻以上的部分肠管,即使晚期并发肠绞窄和麻痹,结肠也不会全部胀气。另外,所谓假性肠梗阻也应注意,它虽有肠梗阻的表现,但无机械性肠梗阻的征象。

(3)是单纯性肠梗阻还是绞窄性肠梗阻:这点极为重要。因为绞窄性肠梗阻预后严重,必须及早进行手术治疗。有下列表现者,应考虑绞窄性肠梗阻的可能。

1)腹痛发作急骤,起始即为持续剧烈疼痛。肠鸣音可不亢进。有时出现腰背部痛、呕吐出现早、剧烈而为持续性。

2)病情发展迅速,早期出现休克,抗休克治疗后改善不显著。

3)有明显腹膜刺激征,体温、脉搏、白细胞计数逐渐上升。

4)腹胀不对称,腹部触及有压痛的肿块(胀大的肠襻)。

5)呕吐物、胃肠减压抽出液、肛门排出物为血性,或经腹腔穿刺抽出血性液体或带有臭味。

6)经胃肠减压后,腹胀减轻,但腹痛发作无显著减轻,经输液治疗后,脱水、血浓缩现象改善不明显。

7)腹部 X 线检查见孤立、突出胀大的肠襻,不因时间而改变位置,或有假肿瘤阴影。

以上七点不必等待全部出现,如原为单纯机械性梗阻出现腹膜炎或腹腔穿刺有血,即应早期手术,有休克者,抗休克同时需手术。合适的手术时机是预防并发症和降低病死率的关键。

(4)是高位梗阻还是低位梗阻:高位小肠梗阻的特点是呕吐发生早而频繁,腹胀不明显,低位小肠梗阻的特点是腹胀明显,呕吐出现晚而次数少,并可吐粪样物。结肠梗阻与低位小肠梗阻的临床表现很相似,有时鉴别困难,X 线检查有很大帮助。低位小肠梗阻,扩张的肠襻在腹中部,呈"阶梯状"排列。而结肠内无积气。结肠梗阻时扩张的肠襻分布在腹部周围,可见结肠袋,胀气的结肠阴影在梗阻部位突然中断,盲肠胀气最显著,小肠内胀气可不明显。

(5)是完全性梗阻还是不完全性梗阻:完全性梗阻呕吐频繁,如为低位梗阻腹胀明显,完全停止排气排便。X线检查可见梗阻以上肠襻明显充气和扩张,梗阻以下结肠内无气体。不完全梗阻呕吐与腹胀都较轻或无呕吐,X线所见肠襻充气扩张都不明显,结肠内仍有气体存在。

二、粘连性肠梗阻

233. 什么叫粘连性肠梗阻?

粘连性肠梗阻是肠粘连或腹腔内粘连带所致的肠梗阻,是各类肠梗阻中最常见的一种,在我国其发病率占各类肠梗阻的第一位,占肠梗阻的 40%～60%。

234. 粘连性肠梗阻分类有哪些?

肠粘连和腹腔内粘连可分为先天性和后天性两种。

(1)先天性者:较少见,约占肠梗阻的 5%,但在小儿粘连性肠梗阻中却为主要因素。其发病原因有两方面:一为胚胎发育异常,如卵黄管退化不全,回肠远端憩室和肠转位不全等;二为胎粪性腹膜炎、炎症吸收后遗留下腹腔内广泛粘连。

(2)后天性者:多见,常见原因有剖腹手术、腹部创伤、腹腔内出血、感染、异物、肿瘤、放射线等。腹腔粘连的确切机制尚不完全清楚,它是机体的一种纤维增生的炎性反应,粘连起到血管桥的作用,与个人体质反应及局部状态有关,有些人可有明显组织增生倾向,如皮肤损伤容易形成瘢痕疙瘩,而有些患者即使手术造成浆膜缺损或组织缺血却不发生粘连。临床上以手术后所致的粘连性肠梗阻为最多见。

235. 粘连性肠梗阻怎么诊断?

粘连性肠梗阻的症状可表现为完全性或不完全性、单纯性或绞窄性,这与粘连类型有关,急性粘连性肠梗阻主要表现为小肠机械性肠梗阻。患者多有腹腔手术、创伤或感染的病史,以往有慢性部分性肠梗阻症状和多次急性发作者,多为广泛粘连所引起的梗阻,长期无症状,突然出现急性梗阻症状,腹痛较重,出现腹部局部压痛,甚至腹肌紧张者,即考虑是粘连带扭转或内疝等引起的绞窄性肠梗阻。

手术后近期发生的粘连性肠梗阻应与手术后肠麻痹恢复期的肠蠕动功能失调相鉴别,后者多发生在手术后 3～4 日,当肛门排气排便后,症状便自行消失。

236. 粘连性肠梗阻治疗的方法是什么?

(1)非手术治疗:对不完全性肠梗阻,特别是广泛性粘连者,一般选用非手术治疗。中药治疗对体征症重者可用复方大承气汤,体弱症轻者可选用生植物油或理气宽肠汤。可配合针刺足三里等,手术后早期发生的粘连性肠梗阻,多为单纯性肠梗阻,这种新形成的粘连,日后可部分或全部吸收,非手术治疗效果常较满意。

(2)手术治疗:粘连性肠梗阻,如经非手术治疗不见好转甚至病情加重,或怀疑为绞窄性肠梗阻,特别是闭襻性梗阻,手术需及早进行。对反复频繁发作的粘连性肠梗阻也应考虑手术治疗。

手术的方法应按粘连的具体情况而定。对于粘连带和小片粘连,可施行简单的切断和分离;如因广泛粘连而屡次引起肠梗阻,可采用小肠折叠排列术,将小肠顺序折叠排列,缝合固定此位置,以避免梗阻再次发生;如一组肠襻紧密粘连成团引起梗阻,又不能分离,可将此段肠襻切除做一期肠吻合;若无法切除,则做梗阻部分近端、远端肠侧-侧吻合的捷径手术,或在梗阻部位以上切断肠管,远断端闭合,近断端与梗阻以下的肠管做端-侧吻合。

三、蛔虫性肠梗阻

237. 什么叫蛔虫性肠梗阻?

蛔虫性肠梗阻是指因蛔虫结聚成团并引起局部肠管痉挛而致的肠腔堵塞。多为不完全单纯性肠梗阻,本病多见于 2～10 岁的儿童,农村发病率较多。蛔虫平时分散在肠道内与肠道纵轴平行,当蛔虫大量繁殖,或人体发生某些生理改变,如发热、腹泻、肠功能紊乱或服驱虫药剂量不足时,均可诱发蛔虫扭聚成团堵塞肠道,蛔虫堵塞的部位常见于回肠。少数患者可并发肠扭转或肠壁坏死穿孔,大量蛔虫进入腹腔则引起腹膜炎。

238. 蛔虫性肠梗阻临床表现是什么?

脐周围阵发性腹痛和呕吐,可有便蛔虫或吐蛔虫的病史。一般腹胀不显著,也无腹肌紧张,腹部常可扪及变形、变位的条索状团块,并且可能随肠管收缩而变硬。肠鸣音亢进或正常,体温、白细胞计数多正常。有时腹部 X 线平片上可看到肠腔内成团的虫体阴影。

239. 蛔虫性肠梗阻怎么诊断?

蛔虫性肠梗阻诊断一般不难,但应注意与肠套叠相鉴别。

240. 蛔虫性肠梗阻怎么治疗?

单纯性蛔虫堵塞应采用非手术疗法。除禁食、输液外,可口服生植物油,也可口服枸橼酸哌嗪和中药驱蛔承气汤;如腹痛剧烈,可给予解痉镇痛剂,或配合针刺、腹部轻柔按摩,腹胀明显者行胃肠减压。症状缓解后,再经胃管注入氧气驱虫,用量儿童为每周岁 80～100mL,成人每次 2000～3000mL。应缓慢注入,以免突然胃胀不适或呃逆逸出。如经非手术治疗无效，或并发肠扭转或出现腹膜刺激征时，应施行手术，术中可在肠外将虫团推散并驱入结肠内；如蛔虫过多，不能松解，则可切开肠壁取虫，但应尽量取净，以免发生残留的蛔虫从肠壁缝合处钻出，引起肠穿孔和腹膜炎。术后应继续行驱虫治疗。

第四节　小肠肿瘤

小肠肿瘤无论为恶性或良性，其临床表现都有共同之处，故在本节一并讨论，现将某些多见病理类型肿瘤分别加以介绍。本节中所讨论的肿瘤，皆为小肠的原发性肿瘤。当然，小肠还有转移性肿瘤，其主要来源于卵巢及黑素瘤，则不在此讨论。

241. 小肠肿瘤有哪些分类？

（1）小肠腺瘤：又称腺瘤样息肉、乳头状腺瘤等，占所有良性小肠肿瘤的 1/3，在良性肿瘤中最常见，在小肠的分布上无特殊差异。在临床上位于十二指肠的腺瘤多以消化道出血为主要表现，如肿物体积过大，则出现上消化道梗阻的症状。大体病理表现多为息肉样，有蒂或无蒂，大小也很不相同，少数为散在的小肿物。

（2）小肠平滑肌瘤：平滑肌瘤占小肠良性肿瘤的第 2 位。小肠比大肠多见，多见于 40～59 岁患者。约 1/2 患者有消化道出血的症状，也可因肠套叠、肠扭转而出现肠梗阻。平滑肌瘤发自肠壁的肌层，向肠腔内生长者居多，在病理上，良性与恶性有时不易区别，甚至可同时共存。一般为球形或分叶状。坚实，浅红，呈灰色或棕黄色。这种肿瘤在手术切除后，预后多良好。

（3）脂肪瘤：全部胃肠道的脂肪瘤约有一半位于小肠。发病率仅次于平滑肌瘤，好发部位为回肠。为黄色、柔软的局限性肿物，有一层很薄的外膜，肿瘤在切开的剖面上出现隆起，呈浅黄色，有油脂的光泽。脂肪瘤主要来自肠壁的黏膜下层。小肠的脂肪瘤容易引起消化道出血。

（4）血管瘤：是来自血管或淋巴管，占小肠良性肿瘤的 7%。多数为很小的息肉状肿瘤，悬垂在肠腔内，为红色或紫红色、柔软及可压缩的肿物。可单发或多发，呈局限性分布或弥漫性分布。临床表现主要为消化道出血，间断性的黑便或严重的失血性贫血，常在诊断上造成困难。

（5）小肠腺癌：小肠腺癌以位于十二指肠者为多见，空肠及回肠的发病率则较低。在临床上，主要表现为消化道出血及肠梗阻。

（6）小肠肉瘤：临床上小肠肉瘤与小肠癌的表现并无鲜明的差别。小肠肉瘤常引起消化道吸收功能的障碍，肿瘤生长速度较快，易引起肿瘤内部的出血及坏死，因而继发性感染的机会也随之增加。在小肠肉瘤中以淋巴系统来源者最多,其次为平滑肌肉瘤,纤维肉瘤及脂肪肉瘤很少见。

1)小肠淋巴肉瘤:淋巴肉瘤有全身性与局限性两种,两者之间的关系还不清楚。小肠淋巴肉瘤约占胃肠道恶性肿瘤的20%。临床上表现为出血与穿孔。

2)小肠平滑肌肉瘤:易引起消化道出血;肿瘤的体积一般均较大;此病的预后较好,对此类肿瘤的治疗态度,只要可能,均应积极对待。

242. 小肠肿瘤临床表现有哪些?

小肠肿瘤由于缺乏特异性的临床症状,故在早期很难确诊,在未出现并发症以前,医师也常按普通胃肠道疾病对待、一般常见的表现有以下4种。

(1)腹痛:80%以上的患者,有不同程度的腹痛,疼痛多位于中腹部或环绕脐部,有时也可出现于左上腹及左下腹,个别患者表现为剑突下疼痛。疼痛为阵发性,发病之初为钝痛,逐渐加重变为刺痛或绞痛。疼痛初起不重,逐渐加强,常伴有腹鸣,患者感觉到有时聚时散的肿块在腹内游动。如病程较长,患者有时自己就能看到起伏的肠型,在腹部呈横行排列。每当疼痛发作达到高潮时,即出现恶心或呕吐,当肿物往下腹部串动时,出现肛门排气,疼痛可得到暂时缓解。上述症状反复出现。有的患者,也可出现一段相当长时间的平息,似乎病已痊愈,但再次出现时,上述的症状会比前次加重,呈现慢性、间断性或是进行性的特点。腹部疼痛与所吃的食物种类无何关系。有时经过一段时间的一般药物治疗能得到一定的缓解,这就会造成诊断上的延误。以肠炎、肠道功能紊乱加以观察,由最初的腹痛出现到疾病确诊时间,有的患者可长达10个月以上。

(2)腹泻:约1/3的患者有腹泻症状。发病之初,大便次数并不增加,原来正常的粪便变为不成形便,无明显的黏液。随着病情的进展,大便次数增加,黏液增多,肉瘤的患者尤为多见。小肠肉瘤患者的1/2有腹泻的病史,在腹泻之前先有腹部的绞痛。血样便并不多见,一般无发热。因为腹痛、腹泻及患者进食的减少,体重日渐下降,患者感到全身乏力。

(3)腹内肿块:腹内肿块也是患者就诊的主要原因之一,29%的癌与65%的肉瘤患者,就诊时在腹部已能查到肿块的存在。肿物有轻度压痛,形态不规则,有结节感,中等硬度。在发病的初期肿块能活动,逐渐地活动度减少,最后完全固定。肿块是由增大的肿瘤、粘连聚积的大网膜与肠襻和增大成团的肠系膜淋巴结所组成。肉瘤患者组肿块出现的频率比癌瘤组患者为高,这与肿瘤的生长方式有关。一般肉瘤生长较快,在较短的时间内肿瘤即可达到相当大的体积,因此比较容易查出。在小肠肿瘤中,一旦出现肿块,往往预示着病变已进入晚期阶段。

(4)慢性失血性贫血:随着病变的进展,在肿瘤部位出现溃疡,引起慢性失血,故患者面色萎黄呈贫血貌。出血主要以小量持续性失血为主,粪便隐血阳性,个别病例其病变位于近端空肠时可引起呕血。如有较大出血发生，则以黑便、柏油样便形式出现。贫血主要是因慢性失血及肠道吸收功能不良所致。小肠良性肿瘤也可出现这种形式的消化道出血，这是由黏膜出现溃疡所致，小肠黏膜有很强的自愈能力，在黏膜愈合之后，粪便的隐血也随即消失。因此在良性肿瘤的患者，如能认真观察可观察到隐血呈间断性变化，而在恶性肿瘤则不然，表现为持续性的特点，在鉴别诊断上有重要参考价值。

除以上 4 种常见的临床表现外，约有 1/3 患者伴有发热，温度一般不高，这主要是由继发感染所引起，也可能与某些肿瘤物质的重吸收有关。晚期患者可出现腹水及黄疸。值得注意的是，以上 4 种常见的表现，并无特定的规律性，也不能据此作出疾病诊断。

（5）并发症：在临床实践中观察到，患者多因出现急性并发症才来就诊，常见的并发症有以下 3 种。

1）肠梗阻：60％的患者可并发肠梗阻。一般为部分性慢性肠梗阻，因此呕吐及腹胀不十分显著。肠梗阻的发生与小肠肿瘤的生长方式有关。从病理形态来看，小肠肿瘤的生长方式有三种。第一种生长方式是向肠腔内生长，肿瘤达到一定体积后，将引起肠梗阻。常见的梗阻形式为肠套叠，肿瘤本身作为套入肠管的头部；第二种生长方式为环肠壁生长，使肠腔缩小绞窄，梗阻近端肠管日渐扩张，一旦出现肠梗阻之后，多不易缓解，最易引起肠穿孔，导致全腹膜炎；第三种生长形式为浆膜下生长，向肠腔外扩展，并发肠梗阻的机会较少，如肿瘤与肠管、网膜粘连形成腹内肿块，可引起粘连性肠梗阻，如肿瘤诱发肠扭转可引起绞窄性肠梗阻。

2）肠穿孔及腹膜炎：这也是小肠肿瘤的常见并发症之一。多见于小肠恶性肿瘤。急性穿孔引起急性腹膜炎体征，慢性穿孔会形成肠瘘。

3）消化道出血：小肠肿瘤所引起的大量出血并不少见。有时为是患者就诊的主要症状。可表现为间歇血便、柏油样便，少有大量出血者。有些患者因长期反复小量出血未被察觉，而表现为慢性贫血。

243. 小肠肿瘤有哪些检查？

（1）消化道钡剂造影检查：进行 X 线检查时应按下列顺序进行。

1）先拍摄一张腹部平片，观察有无肠梗阻表现。如发现有液平及扩张的肠管，可根据扩张肠管的特点，作出病变部位的粗略估计。小肠肿瘤并发肠梗阻的机会较多，故贸然服钡检查是不当的。

2）为发现小肠的早期病变最好采用分次服钡检查，即在吞钡后每间隔半 h 透视一次。小肠肿瘤的 X 线表现包括肠管绞窄、充盈缺损、肠黏膜变形及破坏等，在并发肠套叠时可出现相应的影像。如在某段肠管中钡剂通过延缓，或出现扩张，而又不能很好解释其出现的原因时，很可能是肿瘤的一种表现。

3)如怀疑为末端小肠病变,则应做钡剂灌肠检查。

(2)选择性动脉造影术:是近年来开展的一种新的诊断方法,对出血性小肠疾病尤其有价值,可根据其局限性肠管血运重建异常,或在某段肠管造影剂外溢而进行定位的诊断。

(3)尿中 5-羟吲哚乙酸含量测定:小肠类癌的患者可经测定患者尿中 5-羟吲哚乙酸(5-MLAA)含量而帮助确诊。

(4)剖腹探查手术:对高度可疑的患者,一般检查不能确诊,患者又有一定的手术适应证时,应在出现肠梗阻或活动性消化道出血时,在做好准备的情况下,行剖腹探查手术。术中要把小肠进行仔细地全面检查,对可疑的组织进行快速的病理鉴定。

244. 小肠肿瘤与哪些疾病鉴别诊断?

(1)腹腔结核:特别是小肠结核的一些临床表现,与小肠肿瘤特别是恶性淋巴瘤有时很难加以区别。淋巴肉瘤类的小肠肿瘤,全身消耗的改变更较显著。在 X 线的表现上,腹腔结核因炎症激惹小肠管腔多表现为痉挛,而淋巴肉瘤则表现为舒张状态,往往伴有风琴键样改变。除 X 线典型的表现外,最主要的鉴别要点,在于整个病程的动态变化。肠结核的患者,在最后出现梗阻之前,一定有一个较长时间的腹腔结核症的病史,如腹泻、午后潮热等,当这些症状经治疗后,全身状态改善时,反而出现了机械性肠梗阻的症状。在小肠肿瘤,特别是恶性淋巴瘤的患者,发热、腹泻和肠梗阻几乎是同时出现的,患者的全身状况也越来越恶化。

(2)卵巢肿瘤:女性患者要与妇科疾病鉴别。小肠肿瘤,特别在那些有腹内肿块的肿瘤,要与卵巢囊肿及其并发症(如扭转)相鉴别。在卵巢囊肿扭转时,发病更为突然,没有全身消耗中毒症状,妇科盆腔检查多能作出正确的诊断。

(3)节段性小肠炎:这一鉴别有时很困难。发热、腹泻是其共同之处,在 X 线上此病与肠结核不易区别,肠管呈痉挛状态,这与淋巴瘤的患者是不同的,必要时只能靠剖腹探查相鉴别。

245. 小肠肿瘤治疗是什么?

小肠肿瘤的治疗是以手术为主的,根据患者的具体情况,结合化学药物、放射治疗以及中医中药等综合治疗。对于小肠恶性肿瘤,于手术后选取合适的化疗方案进行化疗;对放射治疗敏感的肿瘤,可对局部残存瘤组织进行放射治疗;遵循辨证施治的原则进行中医治疗。

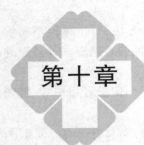

第十章

阑尾疾病

第一节　急性阑尾炎

246. **什么叫急性阑尾炎？**

急性阑尾炎是外科常见疾病之一，据统计占一般外科住院患者的 10%～15%。任何年龄均可发病。

247. **急性阑尾炎病因是什么？**

关于急性阑尾炎的病因学说曾有神经反射学说、阑尾腔梗阻学说和细菌感染学说三种。

（1）神经反射学说：该学说认为，阑尾炎的发病和神经系统活动有着密切关系。神经调节的失调导致阑尾壁肌肉和血管的反射性痉挛，使阑尾管腔梗阻和供血障碍，随之出现细菌感染。

（2）阑尾腔梗阻学说：该学说认为，阑尾炎的发生是阑尾腔机械性梗阻的后果。因异物堵塞、瘢痕狭窄、阑尾扭曲、淋巴组织增生等原因使阑尾腔发生完全或不完全性梗阻，阑尾腔内压力增高，阑尾壁的血运重建障碍，以致继发细菌感染，导致阑尾炎。

（3）细菌感染学说：该学说认为，阑尾发炎和细菌感染有关。阑尾腔内存在致病菌，当黏膜有损害时，细菌由损害处侵入阑尾壁而发生炎症；当上呼吸道感染或机体存在某些细菌感染病灶时，细菌可经血液循环到达阑尾而引起阑尾炎。

248. **急性阑尾炎分类有哪些？**

急性阑尾炎在病理上可分为两种类型：一为未穿孔的急性阑尾炎，病变局限在阑尾本身；另一为穿孔型急性阑尾炎，病变已直接扩展侵及周围其他组织或器官。

(1)未穿孔的急性阑尾炎:在病理上可分为单纯性、化脓性和坏疽性 3 种类型。3 种不同类型的形成主要和梗阻的程度,血运重建状态和细菌毒力有关。

1)急性单纯性阑尾炎:病变常从隐窝深处开始向外扩展,轻者表现阑尾外观充血,阑尾较正常略粗而变硬,黏膜充血或有小出血点,腔内有少量分泌黏液或粪块。重者除以上改变外,阑尾因炎症而肿粗,黏膜有小溃疡形成,腔内为脓性黏液,阑尾腔可因炎症肿胀而发生狭窄梗阻。

镜下可见阑尾壁各层水肿,血管扩张充血,一般黏膜下层较明显,血管周围有中性多核白细胞浸润。

2)化脓性阑尾炎:阑尾肿胀,浆膜面失去光泽,浆膜层高度充血,附着脓性渗出物,阑尾各层因炎症浸润变脆,黏膜有明显坏死灶及溃疡,阑尾腔内积脓,其病变可累及全阑尾或局限于远端,并可发生局限坏死穿孔。镜下除一般炎症改变较剧烈外,阑尾壁中可见小脓肿形成,黏膜被破坏而有溃疡。

3)坏疽性阑尾炎:阑尾壁因坏死而呈暗紫色或灰黑色,阑尾变粗,阑尾壁变薄并失去光泽和组织弹性,腔内蓄积黑褐色或黑红色臭脓,腔内压力大,很容易穿孔破裂,其病变多累及全阑尾包括系膜,少数患者坏疽病变也可局限在梗阻的远端。镜下可见阑尾各层坏死、炎症、栓塞、出血等相兼的病变。

(2)穿孔的急性阑尾炎:急性阑尾炎穿孔后可形成腹膜炎或阑尾周围脓肿。

1)腹膜炎:凡炎症进展快在未形成粘连前即发生穿孔者则形成腹膜炎。化脓性和坏疽性阑尾炎在未穿孔前临床即可出现局限性腹膜炎。这是炎症渗出液对局部腹膜刺激的结果。这些渗出液较清稀臭味不大,腹膜可有轻度充血水肿,大网膜往往移聚于右下腹且有充血水肿。因阑尾穿孔脓液流溢腹腔,炎症得以在腹腔内扩散,很快造成化脓性腹膜炎。腹膜充血,水肿并有浆液性渗出,腹膜面失去正常光泽和光滑性,这些改变也是腹膜对抗感染的一些反应。炎症加重,腹膜则出现广泛出血点,腹膜水肿增厚变脆,甚至发黑坏死,浆膜面被覆大量脓苔,脓液由稀薄渐变稠厚,而呈黄绿色。由于细菌毒力强弱、脓液多少、腹腔粘连包裹的能力大小、机体抗病能力的盛衰诸因素的不同,可有局限性腹膜炎和弥漫性腹膜炎之分。

阑尾穿孔发生腹膜炎后,可因阑尾病变局限脓液少;腹腔局限能力强,经过渗出稀释、粘连局限、吞噬吸收数种抗感染过程而逐渐消散痊愈;阑尾病变广泛且严重,脓液较多者,则往往局限成脓肿;那些脓液多,细菌毒力强,病情发展快者,往往扩散为弥漫性腹膜炎。因腹腔炎症重可发生肠麻痹,甚至出现毒血症或脓毒症休克等严重局面。

2)阑尾周围脓肿:阑尾周围脓肿的形成有两种方式,一种为阑尾在穿孔前形成粘连包裹,但阑尾炎症病变继续进展,以致坏死化脓而形成进展型阑尾周围脓肿,临床症状和体征也往往较明显。这类脓肿多见于盲肠后位,盲肠侧位或回肠后位的坏疽性阑尾炎;另一种阑尾周围脓肿是穿孔后经过粘连局限,在炎症局限过程中出现的阑尾周围脓肿,多见于回肠前位、盲肠端位的化脓性阑尾炎,这是一种自愈型阑尾脓肿。

临床上有一部分阑尾周围脓肿实际脓液不多,主要为炎性粘连团块,经积极非手术治疗后多恢复较快,称为阑尾包块,有助于和阑尾周围脓肿相鉴别。然而真正形成脓肿者应具有脓腔壁、脓腔、脓液等典型结构。

249. 急性阑尾炎临床表现有哪些?

(1)腹痛

1)典型的腹痛:腹痛是急性阑尾炎的主要症状。典型的腹痛多起始于上腹或脐周围,经过数 h 至 24h,转移至右下腹,这种转移性腹痛是急性阑尾炎的特点。有 70%~80% 的患者有此典型症状。腹痛起初并不剧烈,往往为阵发性绞痛,以后逐渐加重,腹痛的性质与轻重程度和病理类型有一定关系。单纯性阑尾炎多呈隐痛或钝痛,一般程度较轻;化脓性阑尾炎和梗阻性阑尾炎多呈阵发性胀痛,梗阻重化脓轻者也可有阵发性绞痛;化脓重者可出现跳痛;坏疽性阑尾炎开始多呈持续跳痛,其程度较重难以忍受。当阑尾壁全层坏疽后变为持续性胀痛,这是由神经末梢中毒缺氧感觉能力迟钝所致,但此时体征极为明显。急性阑尾炎早期的转移性腹痛,在中医辨证属腹痛绕脐走窜不定的气痛,后来定位性右下腹痛为拒按的淤血作痛,是气滞血瘀、不通则痛的表现。

2)不典型的腹痛:少数患者无典型的转移性腹痛或腹痛部位开始于腰部、会阴部、腹股沟部、大腿部等,这些患者虽开始腹痛部位不同,但最后一般都出现右下腹的定位性腹痛。

(2)胃肠道症状:在急性阑尾炎,恶心、呕吐为仅次于腹痛的常见症状,多出现在发病之初,属于神经反射性呕吐,呕吐物多为食物,恶心重,呕吐物不多。除恶心呕吐外,还可有食欲下降、腹泻或便秘等症状,有腹泻或便秘者约占 30%。按中医辨证,恶心呕吐为腑气不降,胃气上逆的表现;食欲下降乃脾胃气滞不疏的表现;腹泻多因肠道湿热下注;便结、便燥为内热伤津或腑气不降热结里实之证。

(3)全身症状:发病初期可有头晕、头痛、身倦、四肢无力等症状。炎症明显后可出现发热、脉数、尿黄、口渴等征象。单纯性阑尾炎体温一般在 37~38℃,化脓性或坏疽性阑尾炎可在 38~39℃,少数坏疽性阑尾炎可有寒战、高热,体温可达40℃以上。

(4)体征

1)一般征象:体温正常或升高;急性阑尾炎早期为气滞血瘀阶段,舌苔白薄,脉弦或弦紧;化热以后舌苔转黄,热甚者可出现黑燥苔,脉象转数,弦数、滑数或洪数。

2)局部征象

①压痛:是急性阑尾炎的最重要体征,压痛以阑尾所在部位最明显,一般位于右下腹髂前上棘的内侧,临床常用的体表标志定位点有:一为右髂前上棘与脐孔连线中外 1/3 交界点,名为麦氏点(McBurney 点);另一为左右髂前上棘连线的右 1/3 与中 1/3 交界点,为兰氏点(Lanz 点)(图 10 - 1)。在急性阑尾炎时此两点压痛明显。然而因阑尾位置的不同,体表压痛点的位置也稍有差异,但右下腹有一局限性明显压痛点是有价值的。盆腔位阑尾炎,压痛点可在腹股沟韧带下段的内上方;盲肠后位阑尾炎,压痛点可在右腰部。压痛的敏感程度与患者的耐受性、炎症轻重、阑尾位置的深浅有关,老年人较青年人对疼痛的耐受性大,炎症越重压痛越明显,阑尾位置越浅压痛则越明显。

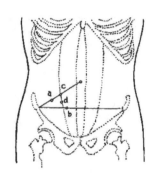

图 10 - 1　麦氏点与兰氏点

②特殊引发压痛的检查方法在临床上的参考应用

A. Blumberg 征(反跳痛):用手指在阑尾部位渐次施压,然后突然抬手放松,此时患者感到该区腹内剧痛为阳性。

B. 腰大肌紧张试验:将左手按在患者右下腹,适当加压后,抬高患者右下肢,如果产生右下腹痛或腹痛较原来加重为阳性,表示发炎的阑尾接近腰大肌。

C. 闭孔肌试验:患者平卧,右腿屈曲并内旋髋关节,如能引起腹痛加剧为阳性,表示是盆腔位阑尾炎。

D. Rovsing 征:用手按压患者左下腹,挤压结肠,如出现右下腹疼痛为阳性。很多患者当按压左下腹的手突然放松时,也可出现右下腹疼痛。

F. 直肠指检:在直肠右侧上方有压痛,表示阑尾发炎而位置较低。

③腹肌紧张或抵抗:腹膜壁层受刺激后可出现防御性肌紧张,但在阑尾未穿孔前一般不出现腹肌紧张而呈现腹壁肌肉的敏感现象。敏感现象表现为开始检查触及右下腹时有抵抗感觉,经适应以后或改以轻柔操作后,腹肌仍可松软下来。这个特点可与真性腹肌紧张作出鉴别。单纯性阑尾炎一般不出现腹肌过敏和抵抗,而

重型阑尾炎则可能出现明显的腹肌抵抗。老年人和多产妇女,因腹部肌肉松弛和薄弱,故难出现腹肌紧张,年轻妇女或小儿腹部肌肉过敏,则容易出现假性肌紧张。因此,确定腹壁肌肉紧张或抵抗程度,需反复细致轻柔的检查才能作出准确判断。

④过敏反射:急性阑尾炎时,右下腹可出现皮肤感觉过敏区,该区位于胸10、11、12脊神经分布的范围内,即从髂嵴最高点,右耻骨峰和脐三点构成的三角形区域内(Shellen 三角区)(图 10-2)。

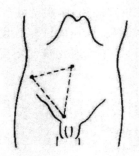

图 10-2　Shellen 三角区

(6)右侧睾丸收缩试验:在坏疽性阑尾炎,当压迫阑尾点时,可见到右侧睾丸向上收缩的现象,压力解除后睾丸仍降至原位。

250.急性阑尾炎有哪些检查?

血常规、尿常规检查有一定的重要性。白细胞计数及中性白细胞多有增高。约 70%患者白细胞计数为$(10\sim20)\times10^9$/L,但也有 10%左右的患者白细胞计数低于 10×10^9/L。因此,白细胞计数不高也不能否定阑尾炎的诊断。尿检验的目的在于鉴别肾和输尿管的疾病,以及排除糖尿病等慢性疾病。在少数急性阑尾炎患者,由于阑尾邻近输尿管或膀胱,尿内可发现少量白细胞和红细胞。

251.急性阑尾炎如何诊断?

根据典型的转移性腹痛和右下腹局限性压痛,急性阑尾炎的诊断并不困难,但对疑似患者和非典型患者仍需提高警惕,以避免和减少诊断上的错误。此外,中西医结合治疗对诊断也提出了更高的要求,除明确急性阑尾炎的诊断外,还要根据症状、体征、实验室检查来判别病理类型。

252.急性阑尾炎与哪些疾病作鉴别诊断?

(1)急性胃肠炎:典型表现为腹痛、呕吐、腹部压痛,这三点和急性阑尾炎相似。急性胃肠炎往往有饮食不当的病史,且多以吐泻为主,吐泻先于腹痛,腹部压痛范围较广,多在脐周围,压痛的程度不恒定。大便实验室检查可有脓细胞及未消化食物残渣。

(2)急性肠系膜淋巴结炎:本病常易误诊为急性阑尾炎。急性肠系膜淋巴结炎常是全身感染的一部分,临床上常与上呼吸道感染并发,消化道症状轻或无,而头痛、咽痛、目赤或其他部位淋巴结肿痛者多见。发病之初即可出现高热,白细胞计数可高达 $20 \times 10^9/L$ 左右,但腹痛、压痛相对较轻,此点与急性阑尾炎不同。腹部压痛较广,多在肠系膜区域内,有时可触及增大的淋巴结。

(3)节段性回肠炎:节段性回肠炎的腹痛多为阵发性绞痛,走窜不定,无典型的转移性腹痛,可伴有腹泻,大便内可有红细胞、白细胞及脓细胞,体征也较广泛,有时可触及肿胀、痉挛或粘连的肠管。

(4)肠伤寒和肠穿孔:起病多有较重的全身症状,如畏寒、发热、头痛、咽痛、乏力等,白细胞计数多正常或降低,如已穿孔,则可有腹膜炎体征出现,腹部 X 线平片也可见到腹腔内有游离气体。此外,还可出现缓脉、肝脾大等临床表现。

(5)溃疡性结肠炎:盲肠区域的溃疡早期也可表现为右下腹痛,并有压痛,也可有体温升高,但一般不如急性阑尾炎的起病急,恶心、呕吐也不明显,大便中可有黏液和隐血。晚期出现粘连包块时,又需与阑尾脓肿相鉴别,钡剂灌肠造影和纤维结肠镜检查可有帮助。

(6)急性髂窝淋巴结炎:本病特点除右下腹有疼痛外,多有右下肢运动受限,髋关节常维持屈曲位,以减轻疼痛,其压痛点常较低而深,可在腹股沟处,如能找到下肢或会阴部原发感染病灶,对鉴别很有帮助。

(7)急性盆腔炎:多发生在已婚妇女,病起于下腹,可逐渐向上扩延,往往牵及到腰骶部,腹痛以下腹为主,尤以两侧耻骨联合上方最明显。白带增多或变为脓性,臭味大,镜检有脓细胞,盆腔检查多有阳性发现。

(8)异位妊娠破裂:出血量少的右侧异位妊娠破裂很像急性阑尾炎,但其腹痛多发生在下腹部,可伴有会阴部重坠感体征以下腹耻骨上区最明显,消化系统症状和炎症反应均不明显。临床对已婚、月经过期或近期有不规则阴道出血的妇女,应当想到此病。盆腔检查及后穹隆穿刺多可明确诊断,盆腔超声检查也对诊断有所帮助。

(9)卵巢囊肿蒂扭转:右侧较小的卵巢囊肿蒂扭转可引起右下腹痛,也可出现轻度反射性恶心,但卵巢囊肿蒂扭转引起的腹痛位置偏低,腹痛为阵发性,早期就可出现脉快或轻度休克现象,一般疼痛重而体征相对较轻,盆腔检查可发现右侧与卵巢相连的囊性肿物,超声检查也可提供鉴别诊断有价值的结果。

(10)卵巢滤泡或黄体破裂和出血:本病多发生在行经不久的少女,卵巢滤泡破裂多发生在两次月经的中期;黄体破裂多在中期以后到下次月经前 14 日以内,腹痛多为突发性,开始较剧,逐渐有所缓解。一般无消化道症状,但出血存积在直肠窝则可刺激直肠而产生下坠感或欲便感。体征往往出现在腹部,而麦氏点不重,必要时配合妇科检查或进行腹腔穿刺以帮助鉴别。

(11)右侧输尿管凝结物:盲肠后位阑尾炎也可出现沿输尿管的放射痛,在尿液检验也可发现红细胞和白细胞,但一般输尿管结石是绞痛,并常向会阴部及大腿内侧放射,腹部体征不明显,叩击肾区可引起剧烈疼痛。此外,可伴有尿频、尿痛或肉眼可见血尿等症状。尿液检查急性阑尾炎发现以白细胞为主,而尿路结石多以红细胞为主。输尿管结石一般体温不高,白细胞计数也不高,X线摄片约有90%可发现阳性结石。

(12)急性前列腺炎或急性精索炎:该两种病也可引起右下腹疼痛,但只要注意到此病通过直肠指检和阴囊触诊不难作出鉴别。

总之,急性阑尾炎的正确诊断,必须建立在掌握详细的病史,细致而又全面的体格检查和配合必要的实验室检查的基础上,切忌了解病史不详细,对一些鉴别有困难而又需手术治疗的疾病,如卵巢囊肿蒂扭转等,可及时手术,以免延误时机,对一些不需立即手术的疾病在鉴别上有困难时,则需进行严密观察治疗,在观察中逐步明确诊断。

253. 急性阑尾炎治疗有哪些方法?

(1)保守治疗:非手术疗法主要内容是休息和抗感染。非手术疗法应有适当的观察,以决定是否改行手术治疗和防止病情发展到严重程度。是否可用止痛药,应视计划何时应复查患者和止痛药能够作用的时间而定。如估计4~6h以后再检查,除吗啡外均可用。

(2)外科治疗:手术治疗急性和慢性阑尾炎的主要方法是阑尾切除术。阑尾切除术是最常做的腹部手术,但并不是一个无足轻重的简单手术,术中和术后常可出现一些并发症,甚至可出现严重并发症,以致危及患者生命,故不能因为是个小手术而疏忽和轻视。腹腔镜下阑尾切除术较开腹手术有操作简单、术后恢复快、创伤小、切口美观优点,其优势明显,已逐渐替代开腹手术,但对于复杂阑尾炎仍有中转开腹手术可能。

第二节　慢性阑尾炎

慢性阑尾炎在阑尾切除术中,除各种急性阑尾炎外,居第二位。可见慢性阑尾炎虽为临床常见病,但确诊并不容易,不适当地扩大阑尾切除术,其结果不一定满意,甚至给患者带来痛苦,故应引起临床的注意。

254. 慢性阑尾炎病因是什么?

造成以右下腹痛为主要症状的慢性阑尾炎的病因是较复杂的。

（1）阑尾的先天异常：如阑尾细长或阑尾弯曲扭结，管腔或开口部狭窄等均可造成阑尾腔排空障碍，潴留的内容刺激黏膜可导致慢性炎症。

（2）急性炎症的迁延：急性阑尾炎后，可遗留下阑尾形态学的改变，如管腔绞窄或闭塞，阑尾壁炎性细胞浸润和组织增殖，炎症粘连扭曲。

（3）阑尾本身及周围组织的其他病变的影响：如血吸虫病，蛲虫在阑尾的寄生，肠石或其他异物的刺激或阻塞，结核、肿瘤和其他炎性肠病等均可成为慢性阑尾炎的病因。

（4）盲肠功能失调：因移动盲肠或盲肠慢性炎症致盲肠功能失调，盲肠经常有气体和粪便滞留，容易产生阑尾腔的逆流而引起慢性炎症。

255. 慢性阑尾炎临床表现是什么？

（1）急性迁延型：过去有不同类型的急性阑尾炎病史，非手术疗法治愈后，由于炎症病理损害的结果，不断有右下腹腹痛发作，临床往往称为"复发"。如果发作时具有急性阑尾炎的临床表现，则称为复发性急性阑尾炎；如发作时仅表现为右下腹痛，不发热，白细胞计数不升高，在右下腹仅有局限性深部压痛，则诊为复发性慢性阑尾炎。这种急性阑尾炎后迁延下来的慢性阑尾炎，临床误诊机会较少，手术治疗效果也多满意。

（2）慢性发作型：临床表现主要为发作性右下腹痛，多发生于饱食及快速奔跑之后，发作时有右下腹绞痛，少数为胀痛，有时可伴轻度恶心或呕吐。发作时右下腹可有轻度压痛及反跳痛，但从无急性炎症表现。此种类型经过一般鉴别诊断，误诊率也不高。

除以上两种类型外，临床常能见到表现为右下腹持续绵绵作痛，疼痛范围较大，症状持续时间很长，有时伴有低热、便秘、腹胀或腹泻，还有的患者伴有月经失调、食欲下降或周身不适。腹部压痛部位不固定，或压痛范围较广。这种右下腹痛常导致临床误诊，手术效果也不好，故不能轻率作出慢性阑尾炎的诊断。

256. 慢性阑尾炎怎么诊断？

慢性阑尾炎在老年人和小儿发病率较低，好发于 20～40 岁青壮年男女。临床确立诊断的主要依据为典型的右下腹疼痛和局限的右下腹麦氏点压痛。对以往有明确的急性阑尾炎病史，以后有不断的右下腹疼痛和局限的麦氏点压痛的病例，一般诊断不难，而症状不典型或症状较复杂的病例，则诊断很难确定。遇此类病例应通过鉴别诊断排除相似疾病，以确立慢性阑尾炎诊断。

慢性阑尾炎的诊断确立后，还应分析辨别原发与继发。因急性炎症的迁延，或急性炎症后的病理损害所导致的慢性阑尾炎，皆为原发性慢性阑尾炎，手术治疗效果良好，因盲肠结核、肿瘤、炎症所致阑尾梗阻而形成慢性阑尾炎为继发性慢性阑尾炎，必须同时对原发病给予相应治疗。继发于胃肠道功能紊乱，尤其是盲肠功能不良者,如只行阑尾切除常不能完全缓解症状,故应对胃肠功能紊乱给予恰当治疗。

257. 慢性阑尾炎与哪些疾病鉴别?

(1)肠道系统疾病:如肠道结核病、肠系膜淋巴结炎、克罗恩病、慢性结肠炎、慢性痢疾、盲肠淤滞症等。

(2)肠道外疾病:如慢性输卵管炎、慢性盆腔炎、输尿管结石、精索慢性炎症、睾丸神经痛、慢性前列腺炎等。

(3)辅助检查:在鉴别诊断中,除一般实验室检查外,在必要时还可选用下列辅助诊断手段。

1)X线检查钡剂灌肠造影:为常采用的辅助诊断方法。当疑及结肠病变时采用此项检查可帮助排除结肠病变,钡剂灌肠还可了解盲肠位置和功能,观察阑尾充盈与否,对诊断有一定的参考价值。当阑尾充盈显影时,则可看到阑尾位置、长短、形态,是否有压痛、是否有扭曲、排空是否有障碍。如阑尾不能充盈,而在盲肠端相当于阑尾部位有压痛时,则有助于慢性阑尾炎的诊断。

2)B超检查:在鉴别盆腔炎症或肿瘤时较有价值。

3)腹腔镜检查:在与盆腔疾病和腹腔结核病相鉴别时有一定价值。

258. 慢性阑尾炎怎么治疗?

明确诊断的慢性阑尾炎,治疗原则上应手术,首选腹腔镜下阑尾切除术,但应避免草率诊断、盲目切除阑尾的错误态度和做法。术前一定做好鉴别诊断,对症状较重,而确诊困难,又有手术治疗指征者,可选用剖腹探查切口,以利于彻底探查和处理腹内其他病变。

第十一章

结肠直肠疾病

第一节 肠息肉病

一、腺瘤性息肉病

259. 什么叫肠息肉病?

在肠道广泛出现的多发息肉,称为肠息肉病。其分类法繁多,按 Morson 的分类法可分为:①腺瘤性息肉病;②错构瘤型息肉病;③炎症性息肉病;④其他,即不具有上述三类息肉病的特性无法分类者。

260. 腺瘤性息肉病包括什么疾病?

腺瘤性息肉病包括家族性结肠息肉病、Cardner 综合征和 Turcot 综合征 3 种疾病。

(一)家族性结肠息肉病

261. 什么叫家族性结肠息肉病?

家族性结肠息肉病是一种不常见的遗传性疾病,它以在结肠和直肠发生大量的腺瘤性息肉为其特征,而且如不治疗,所有的病例几乎都要发生癌变。

262. 家族性结肠息肉病病因是什么?

本病是一种遗传性疾病,是按照单基因常染色体显性遗传特征进行遗传的。偶尔也有些患者无家族史可查询,这可能是发生新的基因突变所致。他们以后即按上述的遗传规律将该病遗传给其后代。现已证明家族性结肠息肉病的责任基因定位于 5q21 的肿瘤抑制基因——APC 基因。而该基因的突变是本病发生及遗传的基础。

263. 家族性结肠息肉病临床表现是什么？

少数患者因肠梗阻、肠穿孔、下消化道严重出血或晚期癌症而就医。大多数患者 30 岁以后才出现症状。

（1）便血：是最常见的症状，为鲜红色或果酱样大便。

（2）贫血：因慢性失血可继发缺铁性贫血。

（3）大便习惯改变：有时伴腹泻或大便次数增多，黏液便较少见。

264. 家族性结肠息肉病有哪些检查？

通过肠道内镜检查、X 线检查或 CT 模拟肠镜检查，明确整个结肠息肉的多少及分布情况。

265. 家族性结肠息肉病怎么诊断？

如息肉呈弥漫性分布，数目超过 100 个，病理活体细胞检查术证实为腺瘤，加上家族史则可确诊为本病。其他条件符合，虽没有家族史也不能排除本病。一旦发现该病患者，应对其家系成员进行遗传学调查和定期随诊，以便早期发现新的病例。

一旦确诊为本病，尚需行上消化道检查，以便发现胃、十二指肠的病变。先天性视网膜色素上皮肥厚（CHRPE）是本病的特征，检眼镜检查应列为常规。

266. 家族性结肠息肉病治疗有哪些方法？

治疗本病的基本原则是采取手术方法切除病变的肠管以达到清除全部或大部腺瘤的目的。鉴于本病属于癌前期病变，大多数未经治疗的患者于 40 岁以后多发生直结肠癌，而且切除结肠时的年龄越大，直肠、结肠癌变的可能性也越大。故除儿童和少年患者暂缓至 18～20 岁才施行手术外，一旦确诊应早期切除肠管。手术方式可分为 3 种。

（1）全结肠切除术和回-直肠吻合术：切除全部结肠，保留 10～14 cm 直肠与回肠吻合。此种保留直肠的手术适用于息肉无癌变的任何年龄患者，或结肠虽有癌变而直肠未受累的年轻患者。优点是保留了自然的排便功能，但腺瘤和癌赖以生存的直肠黏膜依然存在，直肠癌的威胁没有根除。因此除术前和术中需将直肠的腺瘤电灼外，术后仍需坚持每间隔 6 个月行一次直肠镜检查，并电灼新出现的腺瘤。如发生癌变，则行直肠切除术。

（2）全直肠结肠切除术和永久性回肠造瘘术：直肠已有癌变的患者有施行此术的指征，但一般主张即使直肠无癌变而结肠已有癌变的老年患者需将直肠与结肠一并切除。如勉强保留直肠,日后容易癌变。

(3)结肠全切除、直肠黏膜剥除、回肠袋肛管吻合术:手术切除全结肠,保留下段 5～6cm 长直肠,切除直肠黏膜至齿状线上方 1cm 处,将回肠通过直肠肌管与肛管吻合。为改善回肠贮便功能,近年来学者们将回肠折叠成 J 形、S 形或 W 形的回肠贮袋,通过直肠肌管与肛管吻合。目前以 J 形贮袋应用较多。此类手术的优点为去除全部能癌变的大肠黏膜,同时保留控制排便的括约肌功能。其缺点是合并症较多,如吻合口瘘、盆腔感染、贮存袋炎、小肠梗阻和性功能失调等,最后还有 5%～10% 的病例需改做永久性回肠造口。此手术适用于直肠内有大量腺瘤难以清除,或已行全结肠切除、回-直肠吻合术后直肠内又出现大量腺瘤,经反复内镜处理无效者。

(二)Gardner 综合征

267. 什么叫 Gardner 综合征?

本病又称遗传性肠息肉综合征,以肠息肉病伴有多发软、硬组织的肿瘤或异常为特征。具有常染色体显性遗传特征,结肠息肉的恶变率很高。

268. Gardner 综合征临床表现是什么?

(1)消化道息肉病:息肉广泛存在于整个结肠,数量可达 100 个以上;胃和十二指肠也很多见,空肠和回肠中较少见。息肉一般可存在多年而不引起症状。通常在青壮年后才有症状出现。起初可仅有稀便和便次增多,易被患者忽视;当腹泻严重和出现大量黏液血便时,才引起重视,但此时往往已发生恶性变。

(2)消化道外病变:骨瘤,多发生在颅骨、上颌骨及下颌骨。软组织肿瘤,有多发性皮脂腺囊肿或皮样囊肿及纤维性肿瘤,也可见脂肪瘤和平滑肌瘤等。

269. Gardner 综合征有哪些检查?

X 线检查、内镜检查均为有效的检查手段。

270. Gardner 综合征怎么诊断?

具备大肠的多发息肉、骨瘤及软组织肿瘤三种特征者,即可确诊。

271. Gardner 综合征治疗的方法是什么?

本综合征的结肠息肉病的治疗与家族性结肠息肉病相同,以手术为主。一般较小的骨瘤不需处理。胃-十二指肠息肉发病率较高,应及时通过胃-十二指肠镜切除或电灼。其他结肠外表现可分情况给予处理。

（三）Turcot 综合征

272. 什么叫 Turcot 综合征？

1959 年 Turcot 报道了兄妹二人患结肠息肉病并发中枢神经系统的恶性肿瘤的特殊病例，以后此种疾病被命名为 Turcot 综合征。

273. Turcot 综合征临床表现有哪些？

（1）症状：癌变前症状多不明显，可首先出现肠息肉病引起的便血或黏液脓血便，也可先出现神经胶质细胞瘤引起的症状如复视、视力障碍、运动意识障碍等。

（2）体征：结肠息肉及中枢神经系统肿瘤。

274. Turcot 综合征有哪些检查？

X 线检查、内镜检查、CT、MIR 和脑血管造影术均有助于诊断。

275. Turcot 综合征治疗以什么方式为主？

以手术治疗为主。

二、错构瘤型息肉病

276. 错构瘤型息肉病包括哪些疾病？

此类息肉病包括 Peutz‑Jeghers 综合征和幼年性结肠息肉病。

（一）Peutz‑Jeghers 综合征

277. 什么叫 Peutz‑Jeghers 综合征？

本病是一种以消化系统息肉病伴有皮肤、口唇和口腔黏膜色素斑沉着为特征的常染色体显性遗传性疾病，故又称遗传性胃肠道息肉病伴黏膜皮肤色素沉着症。

278. Peutz‑Jeghers 综合征病因是什么？

本病是一种遗传性疾病，按照常染色体显性遗传规律传给后代，家族中发病率为 30％。也可发现散发病例。1997 年 Hemminki 应用比较基因杂交技术和 LOH 分析，将本病的发病基因定位于 19P 远端，1998 年 Hemminki 等和 Jeme 等分别报道了 Peutz‑Jeghers 综合征的发生与 19 号染色体短臂（19P13.3）的 STK11 基因有关。

279. Peutz‑Jeghers 综合征临床表现是什么？

本病的主要临床表现为黏膜和皮肤黑色素沉着和胃肠道多发性息肉。

（1）色素沉着：①部位主要在口唇和颊黏膜，而且以下唇最多，有时也出现在牙龈及腭部,舌部则很少。口唇周围皮肤以及眼睑、鼻孔周围皮肤均可发生色素沉着。色素沉着的另一主要部位是手指和足趾,背掌(跖)面均有;②色素通常是深褐色至黑色;③大小为 2~5mm,为圆形、椭圆形或不规则。不高出皮肤表面,呈散在性分布;④可出现于任何年龄,多在婴幼儿时发生,至青春期明显,有的患者在 30 岁后可逐渐减退或消失;⑤绝大多数患者与息肉同时存在。

(2)胃肠道息肉:大多于青春期发病。可无症状或出现间歇性痉挛性腹痛。息肉出血则出现大便带血或黑便,偶尔可出现鲜血便。患者可因慢性失血而继发缺铁性贫血,也可因息肉牵拉引发肠套叠。

280. Peutz-Jeghers 综合征有哪些检查?

(1)视诊:应检查口唇、口腔黏膜、手掌、足底、指(趾)、肛门周围等部位,观察有无色素斑。

(2)直肠指检:在手指可触及的直肠范围内检查无息肉。

(3)X 线检查:因为本征的息肉可散在地分布整个消化道,所以对发现皮肤黏膜有色素斑的可疑患者,必须做胃肠钡餐造影和钡剂灌肠双重对比造影,以了解是否有息肉存在。但应说明,如未发现息肉并不能排除本征的存在,其理由是:①息肉的出现多晚于色素斑点;②一些较小的息肉或基底宽且低平的息肉不易直接观察到。所以还需应用内镜检查加以证实。

(4)内镜检查:包括胃镜、直肠镜、乙状结肠镜和纤维结肠镜检查,如发现息肉和可疑组织应取活组织检查。

(5)超声检查:怀疑并发肠套叠和肠梗阻者可做腹部超声波检查。

(6)组织学检查:本征所发生的肠息肉在镜下多数显示为正常细胞的排列畸形或错构瘤的结构。黏膜肌有带有上皮成分的树枝样畸形,在息肉内有平滑肌纤维,上皮细胞虽有异常排列,但也为分化正常的杯状细胞而无增生。

281. Peutz-Jeghers 综合征怎么诊断?

本病的临床表现比较特殊,诊断一般不难。凡具有口唇色素沉着、腹痛、便血和贫血等表现者应考虑到本病的可能。为确定诊断需行消化道钡餐造影和消化道纤维内镜检查。此外,在小肠套叠手术时,应想到本病的可能。注意皮肤黏膜有无色素沉着,仔细检查胃肠道,避免漏诊。本病需与其他胃肠道息肉病鉴别。

282. Peutz-Jeghers 综合征治疗有哪些方法?

主要是对胃肠道息肉及其并发症的治疗。

(1)如患者无明显症状可暂不行手术治疗。

(2)对纤维内镜检查能够看到的胃、十二指肠和结肠部位的直径 1cm 的有蒂息肉,应予以处理。除可减轻症状外,还可减少恶变机会,因上述部位常混有恶变倾向的腺瘤性息肉。

（3）对直径 2cm 以上的息肉且有腹痛或贫血症状的患者，应施行择期手术。手术方法以切开肠壁摘除息肉为主，对于息肉集中的肠段也可行肠切除术。因患者有可能需多次手术，切忌做广泛肠切除，以免发生短肠综合征。

（4）并发肠套叠、肠梗阻者，应行急诊手术治疗，根据病情决定手术方式。手术时应仔细探查胃肠道，对散在的小肠息肉应分别切开肠壁予以摘除。

（5）结肠、直肠内息肉大且密集丛生无法逐个摘除者，可行全结肠切除术。

（二）幼年性结肠息肉病

283. 什么叫幼年性结肠息肉病？

Veale 等在 1966 年报道一种类似儿童的"幼年性"或"黏液潴留性"息肉的息肉病，主要分布于大肠，故称为幼年性结肠息肉病。

284. 幼年性结肠息肉病病因是什么？

本病发生于幼儿期，大多在 10 岁以下，男性居多。属于常染色体显性遗传性疾病。目前已证实位于 10.23 的 PTEN 基因的缺失突变是本病和其他一些错构性息肉病的发病原因。

285. 幼年性结肠息肉病临床表现是什么？

于幼年时开始出现症状，表现为便血、黏液便、腹泻和腹痛，并可发生继发性贫血。

286. 幼年性结肠息肉病怎么诊断？

主要依靠直肠指检及结肠镜检查。

287. 幼年性结肠息肉病怎么治疗？

经肠镜切除是主要的治疗措施。但如息肉位置较高，患儿不能配合，可暂不治疗。少数患者可合并直肠或结肠癌，故应长期随访检查。

三、炎症性息肉病

288. 什么叫炎症性息肉病？

继发于肠道慢性炎症性疾病的息肉病，称为炎症性息肉病。

289. 炎症性息肉病病因是什么？

多见于溃疡性结肠炎、克罗恩病、肠结核、阿米巴痢疾和血吸虫病的消退期和治愈期。

290. 炎症性息肉病临床表现是什么？

可有大便带血或腹泻等症状。

291. 炎症性息肉病怎么诊断？

主要根据内镜及病理检查作出诊断。易与家族性结肠息肉病或其他类型的息肉病相混淆。但通过仔细地询问病史，尤其是进行息肉活体细胞检查术，是不难鉴别的。

292. 炎症性息肉病怎么治疗？

主要应针对原发疾病进行处理。

四、其他肠息肉病

293. 什么叫 Cronkhite‐Canada 综合征？

Cronkhite‐Canada 综合征　首先由 Cronkhite 和 Canada（1955 年）所描述。该征是以消化道息肉病合并皮肤色素沉着、脱毛、手指和足趾甲萎缩脱落等外胚层病变为特征。

294. Cronkhite‐Canada 综合征临床表现是什么？

大多于中年以后发病，无家族史。多以腹泻和腹痛为初发症状，其次是外胚层的病变，继而出现味觉异常。由于胃肠道的广泛病变，可导致大量的蛋白和电解质丢失。严重病例多于发病后 6 个月至 1 年，死于恶病质。

295. Cronkhite‐Canada 综合征怎么诊断？

根据本病发病年龄大、无家族史、息肉的分布特点、特有的外胚层病变以及腹泻、腹痛、低蛋白血症和电解质紊乱等临床特点，加上胃肠道蛋白丢失试验（^{131} I PVP 或 ^{51}Cr ‐清蛋白试验）证实有胃肠道的异常的蛋白丢失，诊断不太困难。但需与其他胃肠道息肉病以及其他原因所致的蛋白丢失性肠病相鉴别。

296. Cronkhite‐Canada 综合征怎么治疗？

（1）一旦发病，进展很快，而且病情多危重，故应尽可能早期诊断，早期治疗。需积极补充蛋白、电解质、维生素和矿物质以改善症状。有人采用糖皮质激素取得一定疗效。有人建议借助仔细的 X 线检查，以确定息肉密集的肠段以及蛋白丢失的放射性核素检查，选择最宜肠段行肠切除以减少肠道内蛋白的漏出。

（2）化生性息肉病：凡肠道化生性息肉占多数，且呈弥漫性分布者称化生性息肉病。任何年龄、不分性别均可发生。息肉大多分布于大肠，尤其是乙状结肠远段和直肠。息肉仅数毫米大小，呈白色扁平隆起。镜下可见腺管延长和囊性扩张，囊壁呈锯齿状。此类息肉由于腺凹底部可有上皮增生,故又称增生性息肉。本病为良性疾病,常无症状,不需要治疗。

第二节 溃疡性结肠炎

297. 什么叫溃疡性结肠炎?

溃疡性结肠炎是原因不明的直肠、结肠的非特异性炎症性疾病。病变主要累及直肠、结肠黏膜,甚至黏膜下层。临床表现以腹泻、黏液血便为主,是缓解和复发交替进展的慢性难治性疾病。

298. 溃疡性结肠炎病因是什么?

(1)自身免疫性疾病:多数学者认为,本病属于自身免疫性疾病。有人发现某些侵犯肠壁的病原体和人体结肠上皮细胞的蛋白质之间有共同的抗原性,从而推论患者的结肠黏膜经病原体重复感染后可能诱导体内产生对于自身结肠上皮具有杀伤作用的抗体、免疫复合物或免疫淋巴细胞。

(2)与遗传素质有关:由于本病的发病有一定的种族差异性,这也反映本病可能与遗传素质有关。欧美文献统计,溃疡性结肠炎患者的直系血缘亲属中,15%~30%的人会发病。

(3)其他因素:精神心理因素、超敏反应、自主神经紊乱、缺乏营养、新陈代谢失调及自身抗原等也被认为与发病有关。

299. 溃疡性结肠炎分类有哪些?

(1)慢性复发性结肠炎:病程较缓,症状较轻。此型临床上最常见。发病数周到数月后自然缓解,症状消失。经过数周乃至数年的缓解期又再发作,如此交替反复发作。在缓解期有的症状可完全消失,有的仍有轻微不适,直肠结肠黏膜仅有轻度充血水肿或接近正常。有的缓解后不再复发,有的可转为慢性持续性结肠炎,也有的严重发作,甚至死亡。

(2)慢性持续性结肠炎:首次发作后,常持续有轻重不等的腹泻、间断血便、腹痛及全身症状、无缓解趋向。患者常有消瘦、乏力、发热及贫血。本型结肠受累范围较广,呈慢性进行性,比慢性复发型易发生各种并发症。

(3)急性暴发型结肠炎:发病急骤,症状严重,体温升高,病情迅速恶化。此型极易发生急性中毒性巨结肠症,发作严重的慢性复发性结肠炎也属此类型,有的可在起病后数周内死亡。

300. 溃疡性结肠炎临床表现有哪些?

因溃疡性结肠炎的临床类型不同,发病急缓、病程进展快慢和症状轻重也不同。

(1)腹泻、粪便带血及黏液:是主要症状。轻者,病变仅限于直肠及乙状结肠,仅有血便及黏液便,大便基本成形,次数也正常,常不引起注意。病变广泛损害结肠时,粪便稀或呈水样,混有血、黏液及脓性物,腹泻严重者每日排便 10～30 次,有时以下消化道大出血为主要表现,需做紧急处理。

(2)腹痛:一般较轻,为隐痛。病变广泛及病情严重者,可有腹部绞痛,多位于左下腹部和脐下,排便后腹痛可减轻。直肠受累可有里急后重。左下腹有压痛且常可触及增粗或痉挛的肠段。个别患者无腹泻表现,甚至表现为便秘。

(3)全身症状:有发热、乏力、食欲下降、体重减轻、贫血等,若为儿童及少年则生长发育迟缓。

301. 溃疡性结肠炎有哪些检查?

长期反复发作的腹痛和腹泻,粪内有血和黏液,健康较差的患者应提高警惕,应考虑溃疡性结肠炎的可能。主要配合 X 线钡剂灌肠、乙状结肠镜、纤维结肠镜检查进行诊断。

(1)乙状结肠镜和纤维结肠镜检查:本病约 82.9% 有直肠受累,故乙状结肠镜检查就成为主要的诊断手段。纤维结肠镜可了解全部结肠病变的范围及其界限;可通过肠镜取活组织检查,急性发作期应慎重使用活体组织检查术,避免大出血及穿孔。轻型和缓解期的患者,肠黏膜缺乏光泽,有少数颗粒。黏膜轻拭也易出血则表示为活动性溃疡性结肠炎,否则表示为静止期。

根据病变程度将黏膜的改变分为四级:1 级:黏膜水肿、变脆,轻拭可渗血,可见黏膜上的黏液斑点;2 级:黏膜脆性明显增加,不拭也有出血点,在小而浅的黏膜溃疡表面覆以黏液及脓性液;3 级:黏膜出血明显,可见表面被以黏液和脓血的大溃疡;4 级:黏膜完全破坏,溃疡互相融合,可见溃疡底的黏膜下层甚至肌层,也可见大小不等、形状不同的假性息肉。

(2)钡剂灌肠检查:有助于了解结肠受累范围和病变程度。做气钡对比造影便于对黏膜进行观察。病程初期仅见结肠激惹或痉挛,黏膜可完全正常。以后出现肠壁边缘模糊粗糙,皱襞紊乱,失去正常形态。晚期可有结肠袋消失,结肠管腔绞窄、缩短、强直呈狭长的铅管状以及肠息肉的 X 线征。

302. 溃疡性结肠炎与哪些疾病鉴别?

借助于粪便培养、镜检、寻找病原体可与细菌性痢疾、阿米巴病和血吸虫病相鉴别。轻症仅有便血,可被误诊为内痔,应予以警惕。另外要与结肠息肉病、结肠憩室炎、肠结核和过敏性结肠综合征鉴别。

303. 溃疡性结肠炎怎么治疗？

本病的治疗以内科治疗为主，当病情发展症状严重，而内科治疗效果不满意时，或发生并发症时，才需采用手术治疗。

（1）非手术治疗

1）一般处理：充分休息，避免疲劳及精神过度紧张。

2）对症治疗：给予易消化、少渣、少刺激及营养丰富饮食，补充足够水分、电解质、维生素及微量元素，贫血者给予输血，给予口服或肌内注射铁制剂及叶酸，病情严重或腹泻频繁营养不良患者，可给予要素饮食或胃肠外营养。一般多主张暂停服用牛奶及奶制品。

3）抗感染药物：柳氮磺吡啶（sASP）对治疗各部位结肠炎和防止并发症有较好疗效，应作为首选药物。开始每次剂量为 0.5g，每日 3 次，以后逐渐递增至每日 3～6g，连续 2 周，停药 1 周，如此交替 1～2 年，防止加重及复发；也可给甲硝唑每日 0.5～1.0g。新霉素和酞磺噻唑也有一定疗效。有人报道万古霉素对治疗溃疡性结肠炎具有良好效果。

4）糖皮质激素治疗：糖皮质激素用于急性发作或症状严重的患者，可改善症状，缓解病情，排便次数减少，复发症状减轻和食欲增进。促皮质激素 5～25U 溶于 500～1000mL 葡萄糖溶液，静脉滴注，8～24h1 次，症状改善后改用肌内注射。氢化可的松 100mg 静脉注射，每日 1～2 次，或 10～20mg 口服，每日 1～4 次。泼尼松 2.5～5.0mg，每日 3～4 次。症状缓解后逐渐减量，维持给药 4～6 周。若激素治疗症状无改善，应在 2 周内停药，以免发生出血、穿孔和影响愈合。

5）免疫抑制药：常用于静止期减少复发。硫唑嘌呤 1～2mg/kg，每日 1 次，与激素合用可减轻药物毒性。

6）止泻药：常用复方地芬诺酯、可待因和复方樟脑酊，对急性发作的溃疡性结肠炎可能引起中毒性巨结肠，应慎用。

7）保留灌肠：常用于直肠、乙状结肠炎，可减轻症状，促进溃疡愈合。药物有氢化可的松、泼尼松龙，以及中药马齿苋、紫花地丁、白头翁和红藤各 30g 煎水保留灌肠。10～14 日为一疗程。有人主张用柳氮磺吡啶（SASP）4～6g，甲硝唑 0.2g 等药物行睡前保留灌肠。

8）胃肠外营养：对腹泻症状严重，药物治疗效果不佳且全身情况较差的患者，可给一般时期的胃肠外营养，使胃肠道充分休息同时又改善患者全身状况，以利于下一步治疗。

（2）手术治疗：20％溃疡性结肠炎需手术治疗。

1）急症手术：常用于急性暴发型伴中毒性巨结肠的病例或有肠穿孔腹膜炎及

下消化道大出血的患者。这些人病情危重,全身情况不良,常不能耐受范围较广的手术。急症手术目的是制止病情继续恶化,挽救生命。手术方式的选择应根据具体病情及肠内、肠外病变范围而定。常用术式有以下 5 种。

①全结肠、直肠切除术及末端回肠造口术:用于病情尚可耐受较大手术且直肠、结肠病变广泛的患者。

②结肠大部切除,回肠或乙结肠造口术:暂做乙状结肠造口而不行一期吻合,可缩短手术时间,减少手术创伤的打击,降低发生吻合口瘘的危险。待患者情况改善后再行二期回-直肠吻合术。

③单纯暂时性回肠造口术:手术简单、省时、损伤小,也可在一定程度上减轻症状,但病变的结肠仍存在,未能完全避免中毒、穿孔、出血的危险。只适用于病情极重,由于全身及局部原因不允许行较大手术的病例。

④回肠断端造口和横结肠或乙状结肠造口术:对急性中毒性巨结肠症,病情危重者,常行回肠断端造口和横结肠或乙状结肠造口术,术后可使结肠减压。有人认为,由于扩张的结肠肠壁菲薄,将其分层缝合到腹壁上造口有一定困难,而主张行全结肠切除保留直肠术式。此术式并不会增加病死率。据报道,中毒性巨结肠急诊手术病死率一般为 8.7%,全结肠切除为 6.1%,全结肠、直肠切除为 14.7%,这表明在急诊情况下,手术范围避免过大,而保留直肠,在二期手术时行回肠-肛管吻合。

⑤一期全结肠直肠切除术:对下消化道大出血的病例,建议行急症结肠镜检查,了解直肠、结肠受累情况。若直肠病变广泛而严重,在充分术前准备后尽量行一期全结肠直肠切除术,永久性末端回肠造口术。若直肠病变较局限、较轻,可行急症全结肠切除及末端回肠造口术,暂时保留直肠及肛门,术后行结肠镜复查,若直肠病变好转或消失,再行回-直肠吻合,这样保留肛门,使患者生活上更方便。若直肠病变仍存在,则行直肠肛门切除术,以彻底去除病灶。

2)择期手术:目的是将病变肠段完全切除。

①直肠、结肠切除,永久性末端回肠造口术:为多年来施行的标准术式。该术式多用于全结肠型溃疡性结肠炎或长期服用糖皮质激素,病情严重的患者。该手术操作并不困难,因不是恶性肿瘤,故无需行淋巴清扫。切除结肠时可在结肠血管的主干部位钳夹、切断、结扎。这样既可节约手术时间,而且创伤又小。由于只切除了直肠,保留了直肠周围组织,使盆腔残留的组织多,有利于愈合,而且也避免了骶前神经和盆神经的损伤。此术式病死率低,并发症少,90% 以上可获良好远期效果。结肠和直肠切除后,根治了全部病变,多数患者能恢复正常生活和工作能力。

②结肠全切或次全切除回-直肠或升-直肠吻合术:该术式简单,易于操作,但残留的直肠结肠仍有发生溃疡的可能且有癌变的隐患,因此仅适用于升结肠或直

肠病变不严重,且患者有条件定期密切随访者,该手术目前已很少应用。

③全结肠切除、回肠肛管吻合术(IAA)及全结肠直肠切除、回肠贮袋肛管吻合术(IPAA):是近年来手术治疗溃疡性结肠炎颇受推荐的较为理想的术式。这类手术既切除结肠、直肠(或直肠黏膜),又能保留有一定功能的肛门,尤其是 IPAA,因其贮袋的贮粪功能可减少排便次数,生活质量较好,更受患者欢迎。IPAA 术式需充分游离末端回肠系膜,使回肠末端能顺利地拉至盆腔,将末段回肠制成二襻的 J 形或三襻的 S 形或四襻的 W 形等贮袋拉下与肛管吻合。目前应用较多的是 J 形贮袋,并已很少保留直肠肛管。虽然目前 IPAA 作为标准术式而被广泛接受,而且随着双吻合器、三吻合器的广泛应用手术也变得更快捷、便利,并大大改善了手术后的效果,但要恢复比较理想的肠道功能和大便次数仍需大约 1 年的时间,因此患者仍应有承受大便次数多,甚至大便失禁的思想准备。IPAA 手术多用于 60 岁以下或肛门括约肌功能良好者。对部分老年患者,贮袋手术失败的患者,选择全大肠切除回肠造口仍不失为一种理想的手术。多见于结肠脾曲、降结肠和乙状结肠,近期报道因近 50% 入口右结肠边缘动脉发育不良,右侧缺血性结肠炎发病率在增加。

第三节 先天性巨结肠症

304. 什么叫先天性巨结肠症?

先天性巨结肠症为常见的消化道发育畸形,表现为功能性肠梗阻的疾病。占消化道发育畸形的第 2 位,在 2000～5000 名出生婴儿中有 1 例,男性、女性之比为4∶1。

305. 先天性巨结肠症病因是什么?

冈本(Okamoto,1967 年)对胚胎早期消化管内神经丛的发育过程的研究结果表明,胚胎消化管远端血运重建障碍,或母体受病毒感染、代谢紊乱等毒素的影响,可使乙状结肠下端或直肠上端肌层内 Auerbach 神经丛和黏膜下 Meissner 神经丛发育障碍,病变肠管则丧失蠕动能力而处于痉挛状态,形成功能性绞窄和肠梗阻,以致粪便通过困难。又因肠壁内脏感觉、运动神经系统的缺陷,失去正常的直肠反射性收缩和肛门括约肌松弛,而使粪便排出困难,淤积在近端结肠内,发生代偿性肠壁肥厚及肠腔扩张,形成巨结肠。

306. 先天性巨结肠症病理是什么?

病变主要在乙状结肠远端或直肠上端的无神经区,肠管呈严重痉挛,近端通过呈漏斗状的移行段至扩张段,此处神经节细胞分布逐渐趋向正常,但结肠扩张,肠壁极度肥厚,环状纤维增厚,丧失柔软性和结肠袋。有时黏膜出现溃疡,肠壁肌间神经节细胞呈空泡变性。

307. 先天性巨结肠症分类有哪些?

按照无神经节细胞肠段延伸范围,可分为 4 型。

(1)超短型:仅局限于直肠下段,占全部病例的 8%。

(2)短段型:病变自肛门向上达乙状结肠远端部位,占 75%。

(3)长段型:病变之肠段,延伸到降结肠以上,占 20%。

(4)全结肠型:肠段包括全部结肠及部分回肠末端,占 2%,全肠无神经节细胞症十分罕见。

308. 先天性巨结肠症临床表现是什么?

多数在出生后 2～3 日开始出现症状,主要症状包括以下 3 种。

(1)延迟排出胎便:常于出生后 3～4 日排出少量胎便并伴有部分性肠梗阻的体征,经洗肠后症状可暂时缓解,但数日后又重复便秘。个别病例于出生时排出正常胎便,数日后才出现便秘现象。

(2)腹胀:出生后随吞咽空气而发生腹胀,少数可表现为极度膨胀,腹部皮肤发亮,并可见到肠型及蠕动波,有时可触及扩张的肠襻。经洗肠排便排气后,腹胀能很快缓解,但不久腹胀又重复出现。有时便秘与腹泻反复交替。

(3)呕吐:常与便秘、腹胀的轻重呈正比,多数吐胃内容物。因经常呕吐,可发生继发性脱水、消瘦、发育营养均差、面色苍白、贫血貌。腹胀明显时,脐可外翻,因经常便秘、腹胀,可使横膈抬高,严重时可影响呼吸及循环系统功能。

309. 先天性巨结肠症有哪些检查?

依据临床表现,如延迟排出胎便、顽固性便秘、腹胀,直肠指检时的特殊表现,诊断先天性巨结肠症并不困难,为详细了解病情可做下列特殊检查。

(1)直肠指检:可触及呈痉挛状态的直肠内括约肌,直肠壶腹部空虚,短型巨结肠,示指可达移行区,能摸到包绕手指顶端的缩窄环,当手指退出时,有大量稀便和气体喷射状排出。

(2)X 线检查

1)直立位腹部 X 线平片:为新生儿肠梗阻的常规检查,摄片前不做肛管排气或洗肠。X 线平片可见腹部普遍胀气,结肠比小肠更为严重,盆腔段肠管常不充气,为一结肠低位梗阻的表现。

2)钡灌肠造影:是最常见的检查方法。新生儿时期,在发病的早期由于近端肠管的代偿性扩大尚未形成,故近端肠管的变化多不明显。在出生后 1 个月,才能见到绞窄与扩大肠管间的移行区。痉挛段结肠的袋形消失,变平直,无蠕动。扩张段伴有肠炎时,结肠黏膜呈不规则锯齿状,结肠肠腔扩大,袋形消失,蠕动减弱。移行段呈猪尾状(pigtail),蠕动到此消失。第2日透视检查在结肠内尚有钡剂存留。全结肠型巨结肠,显示肠管直径正常,但结肠长度变短,且缺乏蠕动。钡灌肠检查确诊率达90%以上。对超短型巨结肠在检查时多无法显示绞窄段与移行段,需用直肠肛管测压或组织化学方法检查帮助确诊。

3)直肠内压测定:在巨结肠的患儿,直肠虽明显扩张,但由于内括约肌不出现松弛,故内压增高。此作为诊断巨结肠的方法之一。

(3)检查法:清洁洗肠后,将双腔气囊导管插入直肠5～6cm,导管顶端气囊20mL,间隔2cm为内括约肌气球,球径1.5cm,容量3mL,充气后连接测压装置。正常小儿在静止时可看到肛门管的收缩波,2～3s后可见内括约肌压力有下降现象,以后缓慢地恢复到基线。巨结肠患儿,直肠扩张刺激后,并不出现内括约肌压力下降,仅显示收缩压力增高。对短段型巨结肠,采用直肠内括约肌压力测定,有一定诊断价值,直肠内压力正常为1.18kPa(12 cmH$_2$O)。

(4)直肠黏膜组织化学检查:先天性巨结肠症的直肠壁内,无髓的副交感神经纤维释放的乙酰胆碱酯酶增多,活性增强,副交感神经纤维变粗增多,故利用乙酰胆碱酯酶染色,可见到大量增粗的胆碱酯酶神经纤维,沿着肠腺延伸或缠绕着肠腺伸向黏膜层,且染色变深。

(5)肌电图:测定肠肌的波形,正常波形为慢波和快速小棘状波,巨结肠波形低矮、光滑、缺少峰形电位。

(6)直肠活体细胞检查:可直接证实壁间神经节细胞缺如,此为损伤性检查,临床上较难开展。

310. 先天性巨结肠症诊断有哪些?

(1)新生儿期需与先天性直肠、结肠、回肠闭锁相鉴别。钡剂灌肠检查显示细小结肠为肠闭锁的特点,直肠排出物为少量浅灰色分泌物,无正常胎便。

(2)胎便堵塞综合征,也为需进行鉴别的疾病之一。由于胎粪黏稠,呈圆锥形堵塞于直肠下段,可引起结肠梗阻。经一次洗肠后,即可排出大量胎便,症状可完全缓解,无反复便秘现象。

(3)新生儿肺炎、脐部感染或腹膜炎等可引起腹胀、呕吐,出现类似巨结肠的症状,应加以鉴别。

(4)先天性甲状腺功能低下,在新生儿和婴儿期易发生腹胀、呕吐等症状,常误诊为先天性巨结肠。应用甲状腺素等治疗,可减轻便秘,使直肠及乙状结肠的扩张逐渐消失。

311. 先天性巨结肠症治疗有哪些方法？

近年来对先天性巨结肠症的病理生理的认识逐步深入，诊断技术及治疗方法也不断改进。在新生儿和婴幼儿阶段，一般先用非手术疗法，维持营养及发育，争取在合适的时机进行根治手术，很少采用结肠造瘘术。

（1）一般治疗：对新生儿的巨结肠患儿，需精心护理，包括保温、解除腹胀和便秘、定期扩肛及洗肠、口服缓泻剂等。洗肠液用 $25\sim30℃$ 生理盐水，用一较粗的软肛管，轻柔地送入扩张的结肠段内。用注射器将温盐水注入结肠，每次 $50\sim100mL$，反复灌注和抽吸，同时按摩腹部，使结肠内气体和粪便不断排出，并使水分尽量排出，以防吸收后引起水中毒。如有粪块不易排出时，可加用混合洗肠液（甘油 15mL；50％硫酸镁 30mL，生理盐水 45mL，共 90mL），按 $30mL/kg$ 注入。在并发肠炎时，应注意纠正水电解质紊乱，每日洗肠 $2\sim3$ 次，此时禁忌进行任何手术治疗。

（2）结肠造瘘术：结肠造瘘术虽能缓解症状，但造瘘术后仍不能完全避免肠炎的发生，且护理较为困难，故近年来主张造瘘治疗者日趋减少。我国自采用中西医结合治疗及护理以来，非手术疗效取得了较好的疗效，在适当的时机采用 Duhamel 结肠切除-直肠后结肠拖出术的改良法，进行一期根治术，也取得了较为理想的疗效，故结肠造瘘术已很少采用。

（3）巨结肠根治手术：自 1948 年 Swenson 开展拖出型直肠乙状结肠切除术以来，巨结肠症的手术方法不断得到各种改进，不少患儿获得了合理的手术治疗。1957 年，Duhamel 提出了"结肠切除-直肠后结肠拖出术"，得到了普遍的重视及推广。我国各地根据此手术原理，相继发表了各自的改良术式，一期根治术已被许多医家采用，降低了手术病死率，提高了临床疗效。

第四节　结肠癌

312. 什么叫结肠癌？

结肠癌为我国常见的恶性肿瘤之一，发病率为 $15.7/10$ 万，居恶性肿瘤年发病率的第 $4\sim6$ 位，有日渐增多的趋势。结肠癌多见于中老年人，以 $30\sim69$ 岁占绝大多数，男性多于女性。

313. 结肠癌病因是什么？

（1）饮食因素：在发达国家中结肠癌的发病率较发展中国家高，这可能与饮食中肉类、脂肪、精制碳化合物含量丰富而又缺乏粗纤维有关。

（2）个体因素：研究发现：肥胖、饮酒（尤其是终身饮酒的肥胖者）、血液中高密度脂蛋白过高，均易患大肠癌，可能与能量摄入过多有关。大肠癌与大肠腺瘤之间关系较为密切。一般认为腺瘤恶变与其病理类型、不典型增生程度、位置、数目及大小有关。

（3）家族因素：结肠癌有家族性集聚现象，至少 20％～30％的大肠癌患者中家族遗传因素起着重要的作用。对高危患者应用细胞遗传学方法进行分析，是研究大肠癌病因学的一种有效手段。

（4）环境因素：是大肠癌，特别是结肠癌发病不可忽视的重要原因。

综上所述，饮食因素、个体因素、家族因素、环境因素等都与大肠癌发病有一定关系。在诸多病因中，饮食、生活习惯、环境影响的重要性大于种族、遗传等因素。

314. 结肠癌分类有哪些？

结肠癌多为单发，在结肠不同部位同时发生、在不同时期先后发生或合并其他器官癌瘤者也非鲜见。

（1）临床分类：根据肿瘤大体外观分为三类。

1）肿块型癌：一般生长缓慢，恶性程度较低，局部淋巴转移也较晚，预后较好。

2）浸润型癌：一般生长较缓慢，但经淋巴管转移较早。

3）溃疡型癌：50％以上的结肠癌属溃疡型，周围浸润较广，早期侵犯肌层，易发生穿孔。

（2）形态学分类：根据 1982 年全国大肠癌病理研究协作组讨论决定，在肿块型、浸润型及溃疡型的基础上，又将大肠癌分为早期及中晚期两大类，结合其大体形态再分为若干不同类型。

1）早期大肠癌：①息肉隆起型（Ⅰ型）：为黏膜内癌，又可分有蒂型（Ip）及广基型（Is）；②扁平隆起型（Ⅱ型）：多为黏膜下层癌；③扁平隆起溃疡型（Ⅲ型）：仅见于黏膜下层。

2）中晚期大肠癌：①隆起型：分为块状型和盘状型；②溃疡型：分为局限溃疡及浸润溃疡两型；③浸润型；④胶样型：肿瘤组织含有大量黏液，剖面呈半透明的胶冻状。

（3）组织学分类：绝大部分为管状腺癌，占 66％～80％。按次序为黏液癌16％，印戒细胞癌 3％～7.5％，乳头状腺癌 5％，鳞癌 1％，腺鳞癌（腺棘细胞癌）0.6％，未分化癌 1.6％，类癌更少见。

（4）恶性程度：结肠、直肠癌的恶性程度一般按 Broders 分级可分为 4 级，其中：Ⅰ级属高分化；Ⅱ级属中分化；Ⅲ级属低分化；Ⅲ级指未分化癌。

315. 结肠癌怎么诊断？

结肠癌早期症状多不明显，常被漏诊。对中年以上患者，应仔细询问病史和体格检查,出现下列症状时,应考虑结肠癌的可能。

(1)近期出现排便习惯改变、持续腹部隐痛。

(2)粪便隐血试验持续阳性。

(3)粪便稀,或带有血液和黏液。

(4)腹部可扪及包块。

(5)不明原因的乏力、贫血、体重减轻等。

316. 结肠癌临床表现是什么?

(1)症状:早期症状多不明显,中晚期患者常见的症状有腹痛及消化道激惹症状,腹部肿块,排便习惯及粪便性状改变,贫血及慢性毒素吸收所致症状及肠梗阻、肠穿孔等。

1)腹痛及消化道激惹症状:多数患者有不同程度的腹痛及腹部不适,如腹部隐痛、右侧腹饱胀、恶心、呕吐及食欲下降等。进食后症状常加重,有时伴有间歇性腹泻或便秘、易与右下腹常见的慢性阑尾炎、回盲部结核、回盲部节段性肠炎或淋巴肿瘤相混淆。结肠肝曲癌可表现为右上腹阵发性绞痛,类似慢性胆囊炎。一般认为,右半结肠癌疼痛常反射至脐上部;左半结肠癌疼痛常反射至脐下部;直肠癌疼痛常反射至肛门会阴部。如癌瘤穿透肠壁引起局部炎性粘连,或在慢性穿孔之后形成局部脓肿时,疼痛部位即为癌肿所在的部位。

2)腹部肿块:一般形状不规则,质地较硬,表面呈结节状。横结肠和乙状结肠癌早期有一定的活动度及轻压痛。升结肠癌、降结肠癌如已穿透肠壁与周围器官粘连,慢性穿孔形成脓肿或穿破邻近器官形成内瘘时,肿块多固定不动,边缘不清楚,压痛明显。

3)排便习惯及粪便性状改变:为癌肿坏死形成溃疡及继发感染的结果。因毒素刺激结肠产生排便习惯改变,排便次数增加或减少,有时腹泻与便秘交替出现,排便前可有腹部绞痛,便后缓解。如癌肿位置较低或位于直肠,可有肛门坠痛、排便不畅或里急后重等直肠刺激症状。粪便常不成形,混有黏液、脓血,有时含血量较大常被误诊为痢疾、肠炎、痔出血等。

4)贫血及慢性毒素吸收症状:癌肿表面坏死形成溃疡可有持续性小量渗血,血与粪便混合不易引起患者注意。但可因慢性失血,毒素吸收及营养不良而出现贫血消瘦、无力及体重减轻。晚期患者有水肿、肝大、腹水、低蛋白血症、恶病质等现象。如癌肿穿透胃、膀胱形成内瘘也可出现相应的症状。

5)肠梗阻和肠穿孔:因肠腔内肿块填塞、肠管本身绞窄或肠腔外粘连、压迫所致。多表现为进展缓慢的不完全性肠梗阻。梗阻的早期患者可有慢性腹痛伴腹胀、便秘,能进食,进食后症状加重。经泻药、洗肠、中药等治疗后症状多能缓解。经较长时间的反复发作之后梗阻渐趋于完全性。有些患者以急性肠梗阻的形式出现,在老年人的急性结肠梗阻中 50％以上由结肠癌所引起。当结肠发生完全性梗阻时,因回盲瓣阻挡结肠内容物逆流至回肠而形成闭襻性肠梗阻。从盲肠至梗阻部位的结肠可极度膨胀,肠腔内压不断增高,迅速发展为绞窄性肠梗阻,甚至肠坏死穿孔,引起继发性腹膜炎,有些患者既往症状不典型,很难在术前明确诊断。位于盲肠、横结肠、乙状结肠的癌肿在肠蠕动剧烈时可导致肠套叠。

6)结肠癌患者:不一定具备上述典型症状,其临床表现与癌肿部位、病理类型及病程长短有一定关系。以结肠脾曲为界可将结肠分为左、右两半部,两半部无论从胚胎起源、血液供应、解剖生理功能、肠内容物性状及常见癌肿类型均有所不同,故临床表现、诊断方法、手术方法及预后均有明显差异。右半结肠胚胎起源于中肠、肠腔较大,肠内容物呈液态,主要功能之一为吸收水分,癌肿多为肿块型或溃疡型,表面易出血、继发感染产生的毒素易被吸收。常见的 3 种主要症状为右侧腹痛及消化道激惹症状、腹部肿块、贫血及慢性毒素吸收后的表现,而出现肠梗阻的机会较少。左半结肠胚胎起源于后肠,肠腔较细,肠内容物呈固态,主要功能为贮存及排出粪便,癌肿多属浸润型,易致肠腔环形绞窄。常见的 3 种主要症状为排便习惯改变,血性便及肠梗阻。肠梗阻可表现为突然发作的急性完全性梗阻,但多数为慢性不完全性梗阻,腹胀很明显,大便变细形似铅笔,症状进行性加重最终发展为完全性梗阻。

(2)体征

1)体格检查:所见可因病程不同而异。早期患者可无阳性体征,病程较长者腹部可触及肿块,也可有消瘦、贫血、肠梗阻的体征。如患者间断出现腹部气串样肿块,同时伴有绞痛和肠鸣音亢进,应考虑到结肠癌引起成人肠套叠的可能性。如发现左锁骨上淋巴结增大、肝大、腹水、黄疸或盆腔内肿块多属晚期表现。肝、肺、骨的转移局部均有压痛。

2)直肠指检:为不可忽略的检查方法,一般能了解距肛门 8cm 范围内有无息肉、肿块、溃疡。低位乙状结肠癌可经腹部、直肠双合诊触及。同时应注意盆腔内有无转移性肿块。女患者可行腹部检查、直肠指检、阴道三合诊。

317. 结肠癌有哪些检查?

(1)实验室检查:血常规检查可了解有无贫血,粪常规检查应注意有无红细胞、脓细胞。粪便隐血试验简便易行,可作为大规模普查的方法。结肠癌粪便隐血试验多为阳性。如消化道癌肿行根治术后,粪便隐血试验呈持续阳性,应高度怀疑癌肿复发或在消化道其他部位又发生新的癌肿。

(2)乙状结肠镜检查:凡有便血或大便习惯改变、经直肠指检无异常发现者,应常规行乙状结肠镜检查。乙状结肠镜镜筒长 30cm,75％～80％的直肠、乙状结肠癌均能通过乙状结肠镜检查被发现,是一种极为有效的检查方法。检查时应注意黏膜色泽改变,局部肠壁有无僵硬等,如发现肿物,则应观察肿物的位置、大小、浸润范围及肠壁情况,同时应取活体组织做病理检查。为增加乙状结肠的可见度,检查前常规洗肠,但洗肠易引起黏膜充血并将肠腔内的黏液、血液冲洗干净,不利于正确检查和判断。事实上癌肿以下的肠腔内并无大量粪便积存,故对有肠梗阻症状的患者,洗肠并无必要。乙结肠状镜检查的并发症有肠出血、肠穿孔。

(3)纤维结肠镜检查:可观察整个结肠,对诊断钡灌肠不易发现的较小病变甚为重要。来自多发性结肠息肉症或溃疡性结肠炎的结肠癌,因生长形式趋于扁平向两侧及深部扩展而不是突向管腔,故钡灌肠检查有时难以发现,另外有些复杂的结肠病变,如克罗恩病、缺血性绞窄等钡灌肠的表现与癌肿不易区别。但纤维结肠镜需要一定的技巧和熟练度,成功的关键在于肠腔的可见度。检查前可进清淡流质饮食,服用泻剂,行清洁洗肠以充分准备肠道,务使结肠内粪便排净。操作时必须看清肠腔并在直视下推进窥镜以避免穿破肠壁。取活体细胞检查时应在溃疡边缘隆起处钳取,避免在溃疡底部操作以防穿孔或大出血。一般应在不同部位多取几个标本。

(4)X线检查:是诊断结肠癌的重要方法之一。因结肠癌可能同时存在 2~3 个病灶,即使在乙状结肠镜已发现癌的情况下,仍需采用 X 线钡灌肠检查以了解全部结肠情况。约 4% 的病例可找到第 2 个癌灶,钡灌肠一般观察肠蠕动、结肠袋形态、肠腔有无绞窄或扩张、肠腔内有无肿块等。钡灌肠的 X 线表现与癌增大体形态有关:肿块型表现为肠壁充盈缺损、黏膜破坏或不规则;溃疡型较 h 可见龛影,较大时该处黏膜完整性遭到破坏;浸润型累及部分肠壁时表现为肠壁一侧缩小、僵硬,如病变浸润肠管全周则呈环形绞窄。绞窄呈持续性用解痉药或手法推移不能使之缓解,且范围多局限在 10 cm 以内。用低张气钡双重造影更为准确。

对已出现肠梗阻症状的患者,应作 X 线平片检查,以了解肠腔扩张程度、范围及液平面多少,当怀疑癌肿已侵及或压迫输尿管时。术前还应做静脉尿路造影检查,有助于决定手术范围及手术方式。

(5)CT 与 MRI 检查:CT 检查可帮助临床医师了解肿瘤对周围组织、器官有无侵犯,在术前对切除肿瘤的可能性和危险性作出判断。同时,对可疑肝转移的患者进行 CT 扫描可精确判断转移病变的位置、数目、大小,有助于对一期肝切除可能性的判断。MRI 可以弥补 CT 的不足,能更易于了解肿瘤对周围脂肪组织的浸润程度。近年来,由 CT 或 MRI 可进行消化道重建成像,被称为"放射内镜",可清晰显示肿物的主体状态和向深层的浸润情况。

(6)超声检查:由于近年来内镜超声波(E-US)检查的出现,超声波检查被分为经腹壁超声波检查,即 B 型超声波检查(B-US)和经肠腔超声波检查,即 E-US。B-US 对于了解肿物部位、大小、转移及有无腹水等,有其方便、无创、廉价的优点。E-US 通过传感器的隔水测定可清晰显示肠壁黏膜、黏膜肌层、黏膜下层、固有肌层和浆膜层，有助于对肿瘤浸润深度的判定，其正确率可达 80％ 左右，是目前对肿瘤进行临床分期的最为有效手段。

（7）血清肿瘤标志物测定：随着免疫学技术和分子生物学技术的发展，肿瘤的蛋白标志物和基因标志物日益增多，但其大都缺乏特异性，目前癌胚抗原（CEA）和糖链抗原 19-9（CAl9-9）的作用，特别是在对术后复发监测和预后判定方面作用得到人们的认可。

CEA 是 1965 年 Gold 自人结肠癌与胰癌组织中提取到的细胞膜糖蛋白，因为其也存在于胚胎肝、胰、肠组织中而得名。由于 CEA 不具特异性诊断价值，故不宜作为普查或早期诊断之用，但在估计预后和监察疗效及复发方面有一定帮助。结肠癌患者术前 CEA 水平正常，手术切除后的预后较好；术前 CEA 水平较高者大多有血管壁、淋巴系统的侵犯或远处转移，预后较差。术前 CEA 水平升高的患者，手术切除肿瘤后 4 周 CEA 逐渐降至正常，当肿瘤复发或转移时，血清 CEA 可再度升高，且可在患者出现症状前 10 周至 13 个月就出现升高。因而认为 CEA 升高与施行第 2 次手术之间的时间是决定手术成功与否的关键，故主张术后 2～3 个月检查 1 次，这样可及时掌握第 2 次手术时间，以提高手术的成功率。另外，血清 CEA 水平越高的大肠腺瘤患者其癌变的可能性越大，故对癌前病变的预测也有一定价值。

CA19-9 是 1979 年 Koprowski 从结肠癌细胞株中分离出来的一种肿瘤相关抗原，对胰癌具有较高的敏感性和特异性，对大肠癌的敏感性不如 CEA，但特异性较 CEA 高，两者结合使用敏感性和特异性都可达 85％ 以上。

（8）病理学检查：迄今为止，病理学检查仍是确诊大肠癌的金指标，在治疗方案确定和预后判定中都具有无可替代的作用。依病理取材不同，术前病理学检查可分为脱落细胞学检查和组织活体细胞检查术病理检查，在肠镜下刷取的脱落细胞，如发现为恶性细胞就有诊断意义，组织病理学检查则能对恶性细胞的分化程度、组织结构进行进一步的确认，有助于治疗方案的确定。

318. 结肠癌诊断的要点是什么？

（1）结肠癌的高发人群：早期症状不明显，常被患者忽视，对于结肠癌的高发人群应给予特别的注意。一般认为以下八种情况属于结肠癌的高发人群。

1）大肠癌高发区的成人，我国长江下游与东南沿海的江苏、浙江、上海、福建、台湾及香港地区为本病高发区。东北及华北的部分地区发病率也较高。

2）患血吸虫病的患者。

3）大肠腺瘤患者。

4）慢性溃疡性结肠炎患者。

5）以前患过大肠癌或其他癌症的患者，癌症患者的家庭成员，癌症家族综合征患者的家庭成员。

6)吸烟者或石棉工人。

7)盆腔接受过放射线治疗者。

8)有免疫功能缺陷者。

(2)进一步检查的人群:对上述结肠癌高发人群有下列症状之一时,即应考虑有结肠癌的可能性,需进一步详细检查。

1)近期出现持续性腹部不适、腹胀、腹痛。

2)排便习惯改变,由正常排便转为腹泻、便秘,或两者交替出现,排便不畅,有里急后重感。

3)粪便不成形,带脓血、黏液或便血,粪便变细或表面有沟、槽痕迹。

4)不明原因的贫血、无力、体重减轻。

5)腹部出现可疑肿块。

319. 结肠癌治疗方法是什么?

以手术切除癌肿为主的综合疗法仍是当前治疗结肠癌的主要而有效方法,化学治疗、放射治疗、生物治疗的效果有待进一步评价,近年来推崇术前化疗、术前放疗等新辅助治疗,增加了对晚期大肠癌根治切除机会,但对早期和进展期大肠癌是否值得贻误手术时机去完成术前治疗亟待商榷。

(1)手术治疗:用手术切除癌肿及部分或全部结肠,虽然术后可能改变患者的生活习惯,带来某些痛苦和麻烦,但能保全生命或延长生存时间。

1)根治性手术

①根治性右半结肠切除术:适应于盲肠、升结肠、结肠肝曲癌。切除范围包括回肠末端 10～15cm、盲肠、升结肠、横结肠肝曲和部分横结肠,连同有关的肠系膜及其中的淋巴结一并切除。在肠系膜根部切断回盲肠动脉、右结肠动脉、结肠中动脉右支或主干,暴露肠系膜上静脉外科干,以清扫肠系膜根部淋巴结,然后做回肠与横结肠对端吻合术。根据具体切除肠段情况和离断血管情况,根治性右半结肠切除术也有一些变形。如针对盲肠癌可不切断结肠中血管,并保留肝曲,此术式有学者称为右侧结肠切除术。而在肝曲癌时往往要离断结肠中血管主干,于近脾曲切断肠管,称为扩大右半结肠切除术。

②根治性横结肠切除术:适用于横结肠癌。切除范围包括肝曲、脾曲的整个横结肠,连同系膜及其中淋巴结、胃结肠韧带及其淋巴结一并切除。在根部切断结肠中动脉,然后做升结肠与降结肠对端吻合术。

③根治性左半结肠切除术:适用于结肠脾曲、降结肠。切除范围包括横结肠左半、降结肠、部分乙状结肠,自根部切断左结肠动脉、乙状结肠动脉。在乙状结肠全部切除时,也可从根部切断肠系膜下动脉,然后做横结肠与直肠对端吻合术。与结

肠肝曲癌手术类似,在处理脾曲癌时可离断结肠中血管左支,近肝曲离断肠管,行扩大左半结肠切除术。

④根治性乙状结肠切除术:适用于乙状结肠癌。切除范围包括降结肠远端、乙状结肠和乙状结肠直肠曲,自根部离断肠系膜下动脉、肠系膜下静脉,以方便清扫肠系膜下血管根部淋巴结。做降结肠直肠吻合,如降结肠张力较大,可游离脾曲,以保证吻合口处于无张力状态,防止发生吻合口瘘。

2)姑息性手术:如结肠癌已浸润到盆壁、已有腹膜广泛种植、弥漫性肝或肺转移等,均属晚期已无根治的可能。95%以上的患者在3年内死亡。姑息性手术只能减轻症状、延长生存时间。姑息性手术包括局部切除、短路手术以及近端结肠造瘘等,应根据患者的不同情况加以选用。

3)紧急性手术:结肠癌所致的急性完全性肠梗阻或肠穿孔、内科难以控制的下消化道大出血,应在适当准备(补充血容量、纠正脱水、酸中毒及电解质紊乱、胃肠减压)后紧急手术治疗。

①结肠造口术:对于并发急性肠梗阻又有根治性切除可能的患者,对于癌肿已浸润固定无法切除或合并急性肠穿孔的患者,均应采用结肠造口术。如是暂时性结肠造口,造口部位应选择在远离癌肿的近端结肠,避免对癌肿局部的骚扰,为二期手术切除创造条件。暂时性结肠造口不仅是解除肠梗阻的紧急措施,而且使远端肠管得到休息,在短期内使患者的周身情况得到改善,以便在两周后再做二期切除手术。一般以双腔造口为宜。如对晚期患者做永久性结肠造口时,术前需取得家属的谅解。

②癌切除加结肠造口术:适应于癌肿可切除的不完全性肠梗阻,腹腔污染不重的肠穿孔。因患者一般情况或局部条件较差,对吻合口愈合能力无保证者,可在切除癌肿之后行肠吻合术,再在近端结肠做造口术,2~3周后根据情况行造口还纳术,这样既保证了手术的安全性,又达到早期切除癌肿的目的。

③急症期一期切除吻合术:合并肠梗阻的右半结肠癌,如患者一般情况好、肠管本身扩张、炎症水肿不明显,可行右半结肠切除术及回肠横结肠一期吻合术。对左半结肠癌的急性梗阻,因肠管内积粪多,肠壁供应血管的分支较少,高度膨胀的肠管壁很薄易于穿孔、破裂,故应行分期切除术,以保证手术的安全。如患者一般情况好,肠管扩张不明显,术者又有较丰富的结肠手术的经验,在术中充分排空肠内容物和大量生理盐水冲洗后,也可采用一期切除及吻合术,但应置一细导管于吻合口近端。为解除吻合口瘘,可在吻合口近端加做结肠失用性暂时性襻式造瘘,待二期还纳。

(2)药物治疗:作为结肠癌综合性治疗的一部分,可作为根治性手术前后的辅助治疗,但对于 Dukes A 期癌的根治性切除术后可不再加用,Dukes B 期的患者应根据具体情况而定。对不能手术切除的晚期癌、不能再次手术的复发癌均可采用。目前公认辅助化疗对于 Dukes C 期结肠癌的效果明显。

1)氟尿嘧啶(5-FU):为目前治疗大肠癌最常用、疗效较高的药物,单药的客观有效率约为 20%。属抗代谢类药物,对增殖细胞各期均有杀伤作用。5-FU 在体内可转变为 5-氟尿嘧啶脱氧核苷,可抑制胸腺嘧啶核苷合成酶,阻断脲嘧啶脱氧核苷转变为胸腺嘧啶脱氧核苷,从而影响 DNA 的合成。四氢叶酸钙(LV)作为生物化学调节剂能够明确提高 5-FU 的抗癌作用。故 5-FU/LV 被国际上推荐为大肠癌的标准方案。目前,它仍是大肠癌的最基本的化疗方案。5-FU 的使用剂量因给药方法而有不同,静脉注射为 $370\sim600mg/m^2$,持续静脉滴注 $600mg/m^2$;LV 的临床应用剂量范围为 $20\sim500mg/m^2$,一般认为每日给予 $200mg/m^2$ 较好,增效作用强而不良反应小,经济花费适中。目前临床上常用的方案有以下两种:

①5-FU:$370\sim450mg/(m^2\cdot d)$注射×5 日+LV $200mg/(m^2\cdot d)$×5 日,4 周为一疗程。

②de Gramont 的方案:5-FU $400mg/m^2$ 注射+$600mg/m^2$ 持续静脉滴注 22 h+LV $200mg/(m^2\cdot d)$第 1~2 日,每 2 周一疗程。

2)奥沙利铂(L-OHP):是继顺铂和卡铂之后的第三代铂类抗癌新药,结构上含有 1,2-二氨环己烷(DACH)基团,属于一种新的细胞毒物家族,具有明显不同的抗癌谱,独特的细胞内靶分子、作用机制和耐药机制。由于构效关系,L-OHP 具有以下特点:①更具有效力;②抗癌谱扩大;③与顺铂和卡铂无交叉耐药性;④协同作用;⑤安全性较高。L-OHP 单药进行的临床研究表明,L-OHP 具有明显的抗癌活性,并证实它和5-FU 之间无交叉耐药,并存在着协同作用。它与 5-FU/LV 联合的 FOLFOX 系列方案在晚期大肠癌治疗中显现确切疗效。临床研究显示此方案可明显降低术后复发率和病死率,相对危险降低。FOLFOX4、FOLFOX6、FOLFOX7 方案最值得关注。

①FOLFOX4 方案

L-OHP 85 mg/m^2,静脉注射,第 1 日。

LV $200mg/m^2$,静脉注射,第 1、2 日。

5-FU $400mg/m^2$,静脉注射,第 1、2 日,FU $600mg/m^2$,静脉注射,第 1、2 日。

每 2 周重复。

②FOLFOX6 方案

L-OHP 100 mg/m^2,静脉注射,第 1 日。

LV 400 mg/m^2,静脉注射,第 1、2 日。

5-FU 400 mg/m^2,静脉注射,第 1 日,5-FU $2400\sim3000mg/m^2$,静脉注射,

46 h。

每2周重复。

③FOLFOX7方案

L-OHP 130mg/m²,静脉注射,第1日。

LV 400mg/m²,静脉注射,第1、2日。

5-FU 2400mg/m²,静脉注射,46h。

每2周重复。

L-OHP的不良反应主要表现为神经毒性。

3)伊立替康(CPT-11):是一种半合成的喜树碱类可溶性衍生物,在体内快速水解为有活性的代谢物SN-38,该代谢产物是产生抗肿瘤效应的基础。CPT-11在体内和体外研究中均有广谱的抗瘤活性,对表达多药耐药的肿瘤仍然有效。研究表明,CPT-11联合5-FU/LV方案安全有效,常用方案有以下3种:

①IFL方案

CPT-11 125mg/m²,静脉注射,30~90min,第1、8、15、22日。

LV 20mg/m²,静脉注射,第1、8、15、22日。

5-FU 500mg/m²,静脉注射,第1、8、15、22日。

每6周重复。

②Douillard方案:

CPT-11 80mg/(m²·w),静脉注射,第1日×6周。

LV 500 mg/m²,静脉注射,第1日×6周。

5-FU 2300mg/m²,静脉注射,第1日×6周。

每8周重复。

对于晚期大肠癌可考虑使用FOLFIRI方案,可明显提高临床疗效,降低毒性。

③FOLFIRI方案

CPT-11 150~180mg/m²,静脉注射,30~90min,第1日。

LV 200mg/(m²·d),静脉注射,第1、2日。

5-FU 400mg/m²,静脉注射,或600 mg/m²,静脉注射,第1、2日。

每2周重复。

CPT-11最常见的不良反应有中性粒细胞减少、迟发性腹泻、脱发、乏力、恶心、呕吐以及急性胆碱能综合征等,但无蓄积性,易处理,要特别注意迟发性腹泻的处理。

4)卡培他滨(Cap):是新一代口服选择性氟化嘧啶甲氨酸盐抗肿瘤药,属嘧啶类抗代谢药物,是5-FU的前体。药物以原型自胃肠道吸收,经过一系列代谢,该药物可选择性地转变为5'-脱氧-5-氟胞嘧啶(5'-DFCR)、5'-脱氧-5-氟尿嘧啶

$(5'-DFUR)$,最后在肿瘤细胞内转变为 5 - FU。理论上,在肿瘤治疗方面,Cap 为靶向药物,其优点在于:提高局部药物浓度而使抗肿瘤作用增加;降低常见的受影响器官的药物浓度而使全身毒性减轻。它可单药使用,也可与 L - OHP 或 CPT - 11 联合应用。单药推荐剂量:每日 $2500mg/m^2$,连用 14 日,休息 7 日为 1 周期。联合化疗的推荐剂量一般为每日 $800\sim1250mg/m^2$。常用的方案有以下 4 种:

①XELOX 方案

L - OHP $130mg/m^2$,静脉注射,第 1 日。

Cap $1000mg/m^2$,口服,每日两次,第 1~14 日。

每 3 周重复。

②CAPOX 方案

L - OHP $70mg/m^2$,静脉注射,第 1 日、第 8 日。

Cap $1000mg/m^2$,口服,每日两次,第 1~14 日。

每 3 周重复。

③XELIRI 方案

CPT - 11 $250mg/m^2$,静脉注射,第 1 日。

Cap $1000mg/m^2$,每日两次,第 1~14 日。

每 3 周重复。

④CAPIRI 方案

CPT - 11 $100mg/m^2$,静脉注射,第 1 日、第 8 日。

Cap $1000mg/m^2$,每日两次,第 1~14 日。

每 3 周重复。

卡西他滨主要毒性反应是手足综合征、腹泻、黏膜炎和偶发骨髓抑制等。

5)化疗时间:如化疗是作为根治性手术的辅助治疗,可于患者伤口完全愈合、血红蛋白及肝功能检查正常、体力大致恢复后开始。开始时间一般为术后 2~4 周。

6)化疗注意事项:治疗期间应加强营养,配合用升白细胞药物;检测肝功能,如药物不良反应明显,应暂时停药。

(3)放射治疗:近年来对于中晚期直肠癌作为综合治疗方法之一,采用放疗者屡有报道,评价较好。如术前放疗可使癌肿局部降期,有助于预防复发,并可提高 5 年生存率10%~15%。但结肠癌对任何放射治疗都不适宜。目前国外已开始尝试用射频区域透热治疗体内深部肿瘤。

(4)生物治疗:生物治疗是指通过肿瘤宿主防御机制或生物制剂的作用调节和消除肿瘤生长的治疗方法。主要包括肿瘤免疫治疗和肿瘤基因治疗两部分。前者主要包括肿瘤的细胞因子治疗、肿瘤疫苗和肿瘤靶向治疗,是生物治疗的基础,也是目前研究最多的;后者是肿瘤生物治疗的方向。目前临床上常用的生物制剂主要有以下 3 种。

1)细胞因子:包括干扰素(IFN)、白细胞介素(IL)、造血生长因子。

2)肿瘤疫苗:包括卡介苗(BCG)等。

3)肿瘤靶向治疗:包括 IMC－C225、贝伐单抗等。

第五节　直肠炎

320. 什么叫直肠炎?

发生在直肠的炎症均可称为直肠炎。常见的直肠炎主要表现为肛门下坠感、腹泻、里急后重;血便、黏液便或黏液血便。

直肠炎轻者仅黏膜发炎,重者炎症累及黏膜下层、肌层,甚至直肠周围组织;有时只是部分直肠受累,有时直肠全部甚至累及肛门。急性直肠炎长期不愈,则变为慢性直肠炎。

321. 直肠炎有哪些病因?

(1)异物损伤:最常见的病因是直肠内异物损伤。未消化的骨片、木片或其他带有锐利角的各种异物可直接损伤直肠黏膜而发生直肠炎。此外,严重便秘时的坚硬粪块,可引起直肠炎甚或溃疡。

(2)中毒与感染:重金属(汞、砷等)中毒或者发生以胃肠道损伤为主要特征的传染病时,常常并发直肠炎。

(3)局部炎症刺激:长期局部炎症刺激,如慢性细菌感染(慢性痢疾)、阿米巴痢疾、慢性非特异性溃疡性结肠炎等。

(4)性病所致:不洁性交,使肛门部患了尖锐湿疣或乳头状纤维瘤,长期摩擦刺激,可引起直肠炎变。

(5)免疫功能异常:人体免疫功能调节异常可引发慢性非特异性溃疡性结肠炎、克罗恩病等。

(6)痔、肛瘘、肛裂、化脓性汗腺炎、毛囊炎等长期刺激肛门皮肤,也可累及直肠下段引起炎变。

(7)血吸虫感染:直肠黏膜长期受沉积虫卵刺激,产生坏死、脱落,从而导致炎变。

(8)其他感染:如梅毒(性传播疾病)、病毒(单纯性疱疹或巨细胞病毒)及衣原体感染;抗生素相关性直肠炎症等。

（9）射性照射：由于局部放射性治疗（前列腺癌、宫颈癌）可引致直肠炎症。

322. 直肠炎的临床表现有哪些？

由于病因不同，临床表现不尽相同。

（1）便血：直肠出血或直肠排出黏液、黏液血便。

（2）肛门直肠疼痛：由淋病、单纯疱疹或巨细胞病毒引起的直肠炎可伴有强烈的肛门直肠疼痛。

（3）腹痛，便秘、腹泻或便秘与腹泻交替：伴有全身症状或消化道其他部位疾病患者可出现相关症状，如发热、食欲缺乏、恶心呕吐、消瘦、肛门灼痛、排便下坠、里急后重等。

323. 直肠炎有哪些检查？

（1）肛肠镜或乙状结肠镜检查

1）急性直肠炎：黏膜充血、水肿、出血、糜烂，表面有黄色脓苔或点状溃疡。

2）慢性直肠炎：黏膜肿胀、肥厚，表面呈粗糙颗粒，有少量黏液；亦可见充血、糜烂、溃疡以及假性息肉形成等。

（2）涂片检查：疑有淋球菌感染者，可取患者尿道分泌物或宫颈分泌物，做革兰染色，在多形核白细胞内找到革兰阴性双球菌。咽部涂片发现革兰阴性双球菌不能诊断淋病，因为其他奈瑟菌属在咽部是正常的菌群。另外对症状不典型的涂片阳性应做进一步检查。

（3）粪便检查：阿米巴痢疾可发现阿米巴滋养体。

（4）培养检查：痢疾杆菌、淋球菌培养是诊断的重要佐证，只要培养阳性就可确诊。

（5）抗体及毒素检测：血清抗体检测；毒素检测。

324. 直肠炎有哪些诊断？

（1）直肠镜或乙状结肠镜检查。

（2）活检组织病理检查明确诊断。

（3）病因学诊断：通过粪便、涂片或活检组织进行细菌、真菌和病毒检测；相关抗体及毒素测定等。

325. 直肠炎有哪些治疗？

（1）病因治疗：由于引发直肠炎的病因较复杂，治疗原则应根据引发直肠炎的病因及疾病采取相应的治疗措施。

（2）对症治疗

1）灌肠：对于粪便硬块嵌顿导致的直肠炎应采取灌肠，解除粪便压迫。

2）外用膏剂：肛门直肠下坠疼痛者可给以痔膏（栓）。

第六节　直肠脱垂

326. 什么叫直肠脱垂？

直肠壁部分或全层向下移位，称为直肠脱垂。直肠壁部分下移，即直肠黏膜下移，称为黏膜脱垂或不完全脱垂；直肠壁全层下移称完全脱垂。若下移的直肠壁在肛管直肠腔内称内脱垂；下移到肛门外称为外脱垂。直肠脱垂多发生于儿童和中老年女性。儿童直肠脱垂多为黏膜脱垂，通常5岁前可自愈。成人完全性直肠脱垂并不多见，如直肠反复脱出可导致阴部神经损伤产生肛门失禁，并有引发直肠溃疡、出血、狭窄和坏死的危险，需手术治疗。

327. 直肠脱垂有哪些病因？

直肠脱垂的病因尚不完全明了，认为与多种因素有关。

（1）解剖因素：发育不良幼儿、营养不良患者、年老衰弱者，易出现肛提肌和盆底筋膜薄弱无力；小儿骶骨弯曲度小、过直；手术、外伤损伤肛门直肠周围肌或神经等因素都可减弱直肠周围组织对直肠的固定、支持作用，直肠易于脱出。

（2）腹压增加：如便秘、腹泻、前列腺增生、慢性咳嗽、排尿困难、多次分娩等，经常致使腹压升高，推动直肠向下脱出。

（3）其他：内痔、直肠息肉经常脱出，向下牵拉直肠黏膜，诱发黏膜脱垂。

328. 直肠脱垂有哪些临床表现？

主要症状为有肿物自肛门脱出。初发时肿物较小，排便时脱出，便后自行复位。以后肿物脱出渐频，体积增大，便后需用手托回肛门内，伴有排便不尽和下坠感。最后在咳嗽、用力甚至站立时亦可脱出。随着脱垂加重，引起不同程度的肛门失禁，常有黏液流出，导致肛周皮肤湿疹、瘙痒。因直肠排空困难，常出现便秘，大便次数增多，呈羊粪样。黏膜糜烂，破溃后有血液流出。

内脱垂时症状不明显，主要表现为排便不尽感、肛门阻塞感等直肠排空障碍一起的症状。栓剂插入肛门协助排便可使排便变得顺畅。部分患者在排便时有下腹和腰骶部胀痛。病程较长者亦可引起不同程度的肛门失禁。

检查时患者需下蹲后用力屏气，使直肠脱出。部分脱垂可见圆形、红色、表面光滑的肿物，黏膜皱襞呈放射状；脱出长度一般不超过3cm；指检仅触及两层折叠的黏膜；若为完全性直肠脱垂，表面黏膜有"同心环"皱襞；脱出较长，脱出部分为两层肠壁折叠，触诊较厚；当肛管并未脱垂时，肛门与脱出肠管之间有环状深沟。

329. 直肠脱垂有哪些检查？

(1)直肠指诊:直肠指检时感到肛门括约肌收缩无力。患者用力收缩时,仅略有收缩感觉。

(2)排便造影检查:对诊断直肠内脱垂有重要价值,漏斗征、锯齿征是直肠内脱垂在排粪造影 X 线片上的特异性征象。

(3)肛门镜检查:可直接观察直肠黏膜状况,可辅助鉴别直肠脱垂与环状痔和直肠息肉。

330. 直肠脱垂有哪些诊断标准？

根据病史,让患者下蹲位模拟排便,使直肠或直肠黏膜脱出肛门外后观察,一般即可作出诊断。扣诊法和双合指诊法检查有助于鉴别黏膜脱垂和全层脱垂,排粪造影法可协助诊断内脱垂。诊断标准如下:

(1)一型:不完全性直肠脱垂,即直肠黏膜脱垂。表现为直肠黏膜层脱出肛外,脱出物呈半球形,其表面可见以直肠腔为中心的环状黏膜沟。

(2)二型:完全性直肠脱垂,即直肠全层脱垂。脱垂的直肠呈圆锥形,脱出部可以直肠腔为中心呈同心圆排列的黏膜环形沟。二型根据脱垂程度分为三度。

1)Ⅰ度:为直肠壶腹内的肠套叠,即隐性直肠脱垂。排粪造影呈伞状阴影。

2)Ⅱ度:为直肠全层脱垂于肛门外,肛管位置正常,肛门括约肌功能正常,不伴有肛门失禁。

3)Ⅲ度:为直肠和部分乙状结肠及肛管脱出于肛门外,肛门括约肌功能受损,伴有肛门不全性或完全性失禁。

331. 直肠脱垂如何治疗？

直肠脱垂的治疗依年龄、严重程度的不同而异,主要是消除直肠脱垂的诱发因素;幼儿直肠脱垂以保守治疗为主;成人的黏膜脱垂多采用硬化剂注射治疗;成人的完全性直肠脱垂则以手术治疗为主。

(1)一般治疗:养成良好的排便习惯,应注意缩短排便时间,便后立即将脱出直肠复位,防止水肿、嵌顿。积极治疗便秘、咳嗽等引起腹压增高的疾病,以避免加重脱垂程度和手术治疗后复发。可每日进行提肛运动锻炼肛门括约肌功能,防止脱垂。

(2)胶布贴合法:适用于幼儿早期直肠脱垂。将脱垂直肠复位后,做直肠指检,将脱垂肠管推到括约肌上方,取俯卧位,用纱布卷堵住肛门,再将两臀部靠拢,用胶布固定。

(3)药物治疗:将硬化剂注射到脱垂部位的黏膜下层内,或骨盆直肠间隙与直肠后间隙,使黏膜与肌层,直肠与周围组织产生无菌性炎症,粘连固定。常用硬化剂为 5％石炭酸植物油、5％盐酸奎宁尿素水溶液。对儿童与老年人疗效尚好,成年人容易复发,不适合Ⅲ度直肠脱垂的患者。

(4)手术治疗:成人完全性直肠脱垂的手术方法很多,各有优缺点和不同的复发率。手术途径有 4 种,即经腹部、经会阴、经腹会阴和经骶部。前两种途径应用较多。

经腹部手术中直肠悬吊固定术治疗直肠脱垂疗效肯定。术中游离直肠后,可通过多种方法将直肠、乙状结肠固定在周围组织上,主要为骶前两侧的组织上,注意勿损伤周围神经及骶前静脉丛;可同时缝合松弛的盆底筋膜、肛提肌,切除冗长的乙状结肠、直肠。

经会阴手术操作安全,但复发率较高。可将脱出的直肠甚至乙状结肠自肛门直接切除缝合。直肠黏膜脱垂可采用痔环行切除术方法切除脱垂黏膜。年老、体质虚弱者可简单地行肛门环缩术,即用金属线或涤纶带在皮下环绕肛门,2～3 个月后取出皮下埋置物,使肛门缩紧,以阻止直肠脱垂。

(5)腹腔镜手术:腹腔镜治疗直肠脱垂多采取直肠固定术,具有手术损伤小,患者痛苦少、术后恢复快、并发症少等优点。

第七节　直肠癌

332. 什么叫直肠癌?

直肠癌是指从齿状线至直肠乙状结肠交界处之间的癌,是消化道最常见的恶性肿瘤之一。直肠癌位置低,容易被直肠指诊及乙状结肠镜诊断。但因其位置深入盆腔,解剖关系复杂,手术不易彻底,术后复发率高。中下段直肠癌与肛管括约肌接近,手术时很难保留肛门及其功能是手术的一个难题,也是手术方法上争论最多的一种疾病。我国直肠癌发病年龄中位数在 45 岁左右。青年人发病率有升高的趋势。

333. 直肠癌有哪些病因?

直肠癌的病因仍不十分清楚,其发病与社会环境、饮食习惯、遗传因素等有关。直肠息肉也是直肠癌的高危因素。公认的是动物脂肪和蛋白质摄入过高,食物纤维摄入不足是直肠癌发生的高危因素。

334. 直肠癌有哪些临床表现?

(1)早期直肠癌:多数无症状。

(2)直肠癌生长:到一定程度时出现排便习惯改变、血便、脓血便、里急后重、便秘、腹泻等。

（3）大便：逐渐变细，晚期则有排便梗阻、消瘦甚至恶病质。

（4）肿瘤：侵犯膀胱、尿道、阴道等周围脏器时出现尿路刺激症状、阴道流出粪液、骶部及会阴部疼痛、下肢水肿等。

335. 直肠癌有哪些检查？

（1）直肠指检：是诊断直肠癌的必要检查步骤。约80％的直肠癌患者就诊时可通过直肠指检被发现。可触及质硬、凹凸不平肿块；晚期可触及肠腔狭窄，肿块固定。指套见含粪的污浊脓血。

（2）直肠镜检：直肠指检后应再做直肠镜检查，在直视下协助诊断，观察肿块的形态、上下缘以及距肛门缘的距离，并采取肿块组织做病理切片检查，以确定肿块性质及其分化程度。位于直肠中、上段癌肿，手指无法触到，采用乙状结肠镜检是一种较好的方法。

（3）钡剂灌肠、纤维结肠镜检：对直肠癌的诊断帮助不大，故不列为常规检查，仅为排除结肠直肠多发性肿瘤时应用。

（4）盆腔磁共振检查（MRI）：了解肿瘤的部位，以及与周围邻近结构的关系，有助于术前临床准确的分期，制订合理的综合治疗策略，如先手术治疗还是先放疗。

（5）腹盆腔 CT：可了解肿瘤的部位、与邻近结构的关系、直肠周围及腹盆腔其他部位有无转移。对直肠癌的分期很重要。

（6）胸部 CT 或胸部 X 线检查：了解肺部、胸膜、纵隔淋巴结等有无转移。

336. 直肠癌诊断是什么？

一般在临床上应对大便出血的患者予以高度警惕，不要轻率地诊断为"痢疾""内痔"等，必须进一步检查，以排除癌肿的可能性。对直肠癌的早期诊断，必须重视直肠指检、直肠镜或乙状结肠镜等检查方法的应用。通过镜检可获得病理诊断。

337. 直肠癌有哪些治疗方法？

直肠癌的治疗需要以外科手术为主，辅以化疗、放疗的综合治疗。

手术治疗分为根治性和姑息性两种。

（1）根治性手术

1）经腹会阴联合切除（Miles 手术）：适用于距肛缘不足 7cm 的直肠下段癌，切除范围包括乙状结肠及其系膜、直肠、肛管、肛提肌、坐骨直肠窝内组织和肛门周围皮肤、血管在肠系膜下动脉根部或结肠左动脉分出处下方结扎切断，清扫相应的动脉旁淋巴结。腹部做永久性结肠造口（人工肛门）。此手术切除彻底，治愈率高。

2）经腹低位切除和腹膜外一期吻合术：又称直肠癌前侧切除术（Dixon 手术），适用距肛缘 12cm 以上的直肠上段癌，在腹腔内切除乙状结肠和直肠大部，游离腹膜反折部下方的直肠,在腹膜外吻合乙状结肠和直肠切端。此手术的损伤性小,且能保留原有肛门,较为理想。若癌肿体积较大,并已浸润周围组织,则不宜采用。

3)保留肛括约肌的直肠癌切除术:适用于距肛缘 7～11cm 的早期直肠癌。如癌肿较大,分化程度差,或向上的主要淋巴管已被癌细胞梗死而有横向淋巴管转移时,这一手术方式切除不彻底,仍以经腹会阴联合切除为好。现用的保留肛括约肌直肠癌切除术可借吻合器进行吻合,经腹低位切除-经肛门外翻吻合,经腹游离-经肛门拖出切除吻合,以及经腹经骶切除等方式,可根据具体情况选用。

(2)姑息性手术:如癌肿局部浸润严重或转移广泛而无法根治时,为了解除梗阻和减少患者痛苦,可行姑息性切除,将有癌肿的肠段做有限的切除,缝闭直肠远切端,并取乙状结肠做造口(Hartma 手术)。如不可能,则仅做乙状结肠造口术,尤在已伴有肠梗阻的患者。

(3)放射治疗:放射治疗在直肠癌治疗中有着重要的地位。一般认为局部分期较晚的中低位直肠癌,术前同步放化疗后再手术比先手术再放疗的生存期更长。

(4)化学治疗:直肠癌术后病理分期为Ⅱ期和Ⅲ期的患者,建议术后化疗,总化疗时间为半年。

(5)转移和复发患者的治疗

1)局部复发的治疗:如果局部复发病灶范围局限,且无其他部位的复发、转移时,可予以手术探查,争取切除。既往未行盆腔放疗的患者,盆腔内复发病灶采用放射治疗,可暂缓解疼痛症状。

2)肝转移的治疗:近年来不少研究证实直肠癌肝转移的手术切除效果不是原来想象的那样悲观。直肠癌患者发生肝转移,不论是与原发灶同时存在,还是原发灶切除后才发生的,若肝转移灶能被彻底切除,则可提高生存率。凡属单个转移灶,可行肝段或楔形切除。如为多个肝转移灶而不能手术切除者,可先全身化疗,使肿瘤缩小到能手术切除的时候再行切除,可达到同样的效果。对部分患者而言,即使强烈化疗也不能使肝转移瘤缩小至能手术切除的程度,则行姑息性化疗。

无手术切除机会的患者,采用全身化疗。如果有转移部位导致的疼痛、出血梗阻等,则可采用相应的姑息治疗措施,如放疗、止痛药、造瘘术等。

第十二章

肛门疾病

第一节　痔

338. 什么叫痔？

痔又称痔，是临床上一种最常见的肛门疾病，英国人 Thomson 在 1975 年提出了痔的近代概念：痔是直肠下端的肛垫出现了病理性肥大。根据发生部位的不同，痔可分为内痔、外痔和混合痔。认为内痔是肛垫（肛管血管垫）的支持结构、血管丛及动静脉吻合支发生的病理性改变或移位。外痔是齿状线远侧皮下血管丛的病理性扩张或血栓形成。混合痔是内痔和外痔混合体。

339. 痔有哪些病因？

痔的具体发病机制尚未完全明确，可能与多种因素有关，目前主要有以下学说。

（1）静脉曲张学说：静脉丛是形成肛垫的主要结构，痔的形成与静脉丛的病理性扩张、血栓形成有必然的联系。从解剖学上来看，门静脉系统及其分支直肠静脉都无静脉瓣；直肠上下静脉丛管壁薄、位置浅；末端直肠黏膜下组织松弛，这些因素都容易导致血液淤滞和静脉扩张。此外，由于直肠肛管位于腹腔最下部，多种因素，如长期的坐立、便秘、妊娠、前列腺增生、盆腔巨大肿瘤等，均可引起直肠静脉回流受阻。目前颇有争议。

（2）肛垫下移学说：肛垫起闭合肛管、节制排便作用。正常情况下，肛垫疏松地附着在肛管肌壁上；排便时受到向下的压力被推向下，排便后借助自身的收缩作用，缩回到肛管内。弹性回缩能力减弱后，肛垫则充血、下移形成痔。西医主流支持肛垫下移学说。

340. 痔有哪些临床表现?

(1)内痔:好发部位为截石位 3、7、11 点。主要表现为出血和脱出。内痔的常见临床症状是间歇性便后出鲜血。部分患者可伴发排便困难。当内痔合并发生血栓、嵌顿、感染时则出现疼痛。

内痔分度标准:Ⅰ度,排便时带血、滴血,便后出血自行停止,痔不脱出肛门。Ⅱ度,常有便血,便时有痔脱出,便后可自行还纳。Ⅲ度,偶有便血,排便或久站、负重时痔脱出,需手辅助还纳。Ⅳ度,偶有便血,痔脱出后不能还纳或还纳后再次脱出,均可伴有齿状线区黏膜糜烂,小血管裸露,肛裂等。

(2)外痔:发生于肛门外部,如厕时有痛感,有时伴瘙痒。常见的外痔主要为结缔组织外痔(皮垂、皮赘)和炎性外痔。

(3)混合痔:是临床上最主要的发病形式,内痔和外痔的症状可同时存在,主要表现为便血、肛门疼痛及坠胀、肛门瘙痒等。

341. 痔的诊断依据是什么?

(1)便血,伴有或不伴有痔脱出的临床症状。

(2)肛门视诊和指诊依据。

(3)肠镜或肛门镜观察到典型镜下表现。

内痔初起时,症状不明显,仅在体格检查时,才被发现。但随着痔核逐渐增大,症状会逐渐加重。

342. 痔与哪些疾病鉴别?

(1)肛门溃疡,如溃疡性结肠炎、克罗恩病。

(2)肛门良性肿瘤和恶性肿瘤。

(3)直肠脱垂。

(4)肛裂。

343. 痔的治疗原则是什么?

痔的临床治疗有 3 个原则:

(1)无症状的痔无须治疗。

(2)有症状的痔正在减轻或消除症状,以非手术治疗为主。

(3)当前痔疗法可以分为保守治疗、门诊手术治疗。多数被发现患有低程度内痔疾病的患者,会对内科保守治疗产生应答。保守治疗方案包括饮食干预(如增加纤维摄入量、多喝水)、生活方式的改变(如排便习惯养成)和药物治疗(中药内服与外用、药液坐浴)等。

如果保守治疗失败,可以选择传统的门诊手术,如传统硬化剂注射、透明帽辅助内镜下硬化术、胶圈套扎、超声多普勒引导下痔动脉结扎术、激光光凝、双极电凝、冷冻疗法、红外线凝固疗法等。最近出现无痛苦微创治疗技术是透明帽辅助内镜下硬化术颇受医师和患者喜欢。

硬化剂注射疗法适合Ⅰ、Ⅱ度出血性内痔患者。常用的硬化剂包括聚桂醇注射液、中成药注射剂等。注射硬化剂后，痔和痔块周围会产生无菌性炎症反应，黏膜下组织发生纤维化之后会使痔块发生萎缩，从而达到治疗目的。传统的硬化剂注射治疗在门诊即可完成，其特点是简单、方便，但是由于异位注射导致的医源性损伤是其最大的局限。

344. 痔的创伤性治疗方法是什么？

（1）透明帽辅助内镜下硬化术（CAES）：治疗痔和黏膜脱垂是在 2015 年报道的一种新技术，是对传统硬化注射疗法的创新，是一种方便、安全、高效的内镜下微创治疗痔的新方法，作为消化内镜医师治疗痔和黏膜脱垂等肛直肠病变的新选择。CAES 是非手术疗法中最有效的选择，特别适合有出血风险的患者。然而，传统的硬化注射治疗是由医师通过肛门镜进行操作，因为其最大的并发症是注射位置错误导致的医源性损伤，CAES 有助于避免这一问题。CAES 技术的核心在于，利用透明帽辅助肠镜，在充气的条件下，充分暴露肛直肠病变，顺镜条件下操作，然后利用一根可以从肠镜钳道孔伸出来的长针（注：不是常用的 4mm 长的黏膜下注射针，而是至少 10mm 长），在齿状线上方进针，直视下向痔基底部注射硬化剂，边注射边退针，推荐注射结束后停止至少 5s 拔针，注射点一般不出血，术后无疼痛不适。无痛肠镜下有助于肛门松弛。该法的特殊之处在于，避免传统硬化术的医源性损伤，整个硬化治疗过程就好比在每一个需要治疗的地方都打上一条"硬化柱"。这种新方法主要适合用于治疗痔Ⅰ度、Ⅱ度、部分Ⅲ度，直肠黏膜脱垂，内镜下切除肛门赘生物和瘤性病变前的基底部预防出血治疗。尤其对于全身状态差，合并难以控制的痔出血，也不具有外科手术条件的患者，CAES 则凸显了风险低、方便、有效的优点。完整的肠道准备和肠镜检查，则适合一并实施肠镜诊断、肠道息肉切除、CAES 等目的。CAES 解决的不只是控制痔出血，更重要的在于在后期实现肛垫上移的目的。如果有准备的组织，肠镜检查基础上，开展 CAES 及相关肠镜下诊疗，患者的医疗花费将会大幅节省。

（2）胶圈套扎疗法：用于治疗Ⅰ～Ⅲ度内痔患者。胶圈套扎的原理是将胶圈套入到内痔的根部，利用胶圈弹性阻断痔的血运，从而使痔块发生缺血、坏死、脱落而愈合。注意套扎位置的选择，不能套在齿状线及皮肤上，避免引起剧烈疼痛。特点是费用较高。

（3）超声多普勒引导下痔动脉结扎术：用于治疗Ⅱ～Ⅳ度内痔患者。其原理是利用一种特制的带有多普勒超声探头的直肠镜，探测到位于齿状线上方的动脉后直接进行结扎,从而阻断痔的血运而达到治疗的目的。术后疼痛是突出特点。

(4)痔单纯切除术:用于治疗Ⅱ、Ⅲ度内痔和混合痔患者。患者取侧卧位、截石位或俯卧位,麻醉后进行痔核切除。嵌顿痔也可以采用这种方法进行急诊切除。术后疼痛是突出特点。

(5)吻合器痔上黏膜环切术:临床上通用名称为 PPH(Procedure for prolapse and hemorrhoids)手术,主要用于治疗Ⅲ、Ⅳ度内痔、非手术治疗失败的Ⅱ度内痔和环状痔患者,也可用于治疗直肠黏膜脱垂患者。其原理是利用专门设计的吻合器环行切除距离齿状线 2cm 以上的直肠黏膜 2~4cm,从而使下移的肛垫上移固定而达到治疗目的。特点是器械花费较高。

目前痔的治疗方法很多,在健康教育、饮食管理、排便习惯训练基础上,以非手术治疗为主,注射疗法(特别是 CAES)对大部分患者具有良好的治疗效果。非手术治疗失败或者不适宜非手术治疗的患者可以选择手术治疗。

第二节　肛裂

345. 什么叫肛裂?

肛裂是消化道出口从齿状线到肛缘这段最窄的肛管组织表面裂开,形成小溃疡,方向与肛管纵轴平行,呈梭形或椭圆形,长 0.5~1.0cm,常引起肛周剧痛。肛裂最常见的部位是肛门的前后正中,以后正中为多。肛裂的发病率约占肛肠病的20%,多以年轻人为主,但肛裂好发于女性,尤其是年轻女性。我国女性发病率约是男性的 1.8 倍,日本大肠肛门会志报告的结果是 1.6 倍。肛裂有急性和慢性之分,慢性肛裂由于病程长和反复发作,裂口上端的肛门瓣和肛乳头水肿,造成肛乳头肥大,下端皮肤呈袋状垂向下突出于肛门外,形成"前哨痔",肛裂、前哨痔、肛乳头肥大常同时存在,称为肛裂三联征。

346. 肛裂的病因有哪些?

(1)大便异常:肛裂首先是因为来自外力的冲击或摩擦。如果粪便过粗过硬,此时肛门适应性较差,会使肛管裂开,有人研究发现,不仅是便秘,腹泻也会产生肛裂,可占到肛裂诱因的 4%~7%。

(2)内括约肌痉挛:肠道、肛管或肛窦的炎症刺激、酸性粪便刺激、括约肌外露、气愤紧张等异常情绪,均可引起肛门内括约肌张力增高,可造成肛管静息压明显增高,如果此时肛门的舒展性不够,当干硬的粪便通过时,会产生裂口。

(3)解剖缺陷:肛门外括约肌在肛管前后形成两个三角形裂隙,对肛管缺乏足够的支撑,但粪便撞击时可产生裂。同时肛门动脉从两侧向中间分布,在肛门前后交叉,结果在肛门前后形成两个分布薄弱区,导致此区供血亦较差。肛管与直肠呈90°角相延续,排便时肛管后壁承受压力最大,故后正中线处最易发生肛裂。

347.肛裂的临床表现有哪些?

肛裂的典型临床表现为疼痛、便血和便秘。

(1)疼痛:是肛裂的最主要症状,疼痛的程度和持续的时间预示着肛裂的轻重。一次典型的肛裂疼痛周期是疼痛－缓解－高峰－缓解－再疼痛。排便时粪便刺激溃疡面的神经末梢,造成便后严重的烧灼样或刀割样疼痛,可放射到臀部、会阴部、骶尾部或大腿内侧,称为排便时疼痛。便后数分钟疼痛缓解,此期称疼痛间歇期。之后因内括约肌痉挛,产生剧痛,持续数分钟或数 h,此时患者会坐立不安,难以承受,直至括约肌疲劳后,肌肉松弛,疼痛逐渐缓解。待到再次排便,疼痛再次发生。

(2)便血:以排便时滴血或便后纸上擦血为主,血色鲜红,出血的多少与裂口的深浅、大小有关,但不会像痔一样出现喷血,很少大出血。肛裂便血也会周期性反复发作。

(3)便秘:很多肛裂患者本身就有便秘,一些患者在患肛裂后因肛门疼痛恐惧排便,久而久之引起粪便更为干硬,便秘又可使肛裂加重,如此往复形成恶性循环。

348.肛裂的检查有哪些?

肛裂检查也很简单,不需要特殊设备,在肛肠科门诊即能完成。但要注意,可看,可触,但不要随便用肛镜,避免造成患者更大痛苦和肛门撕裂伤。

(1)看

1)看"哨兵痔":肛裂患者一般都会在肛缘前后侧长赘皮,这在临床称为"哨兵痔",是肛裂的重要标志之一。

2)看裂口:位于肛门的前后正中位置,需要轻轻把肛门牵开才能看到。看裂口是否新鲜,深度如何。有时会看到裂口内是白色的,这说明比较深,已经裂到内括约肌表面的筋膜组织。

(2)摸:肛裂指诊一定要轻、缓、柔。

1)摸肛管紧张度:指套多放润滑油,轻轻放入肛管,感受肛管的紧张度,借此判断肛裂的严重程度。肛管张力过大,即使没有裂口,也应该治疗。

2)摸瘢痕组织和瘘管:瘢痕组织轻重预示肛裂的病程和预后。肛裂合并的皮下瘘也需要指诊来判断。

3)摸肛乳头:肛裂患者尽量不要用肛镜,可以用手指去检查是否有肛乳头肥大。

349.肛裂的诊断是什么?

根据病史、典型临床症状和检查时所见,不难诊断。若肛裂边缘柔软、整齐,底浅无瘢痕,色淡红,易出血,表明为急性肛裂。若裂口周围有瘢痕,底深不整齐,呈灰白色,不易出血,并有"肛裂三联征",表明为慢性肛裂。

350. 肛裂的治疗有哪些?

大部分慢性肛裂患者纠正原发便秘或腹泻,或临床局部用药试验性治疗。保守治疗效果不佳者可以考虑行肛裂切除和(或)内括约肌侧切。急性或初发肛裂可以通过增加纤维和水摄入及温水坐浴来治愈。

(1)纠正排便异常:便秘是肛裂的主要症状之一,也是肛裂形成的主要原因,可通过增加膳食纤维食物或药物补充维生素等方法软化大便,保持大便通畅。大便秘结可加用润肠通便药物,服用益生菌类。

(2)清洁肛门:排便后或睡前用 1∶5000 的高锰酸钾温水坐浴,保持局部清洁。

(3)局部药物治疗

1)止痛类:麻醉药(如利多卡因凝胶)、非甾体抗炎药(如双氯芬酸乳膏、布洛芬乳膏等)可以减轻疼痛症状。

2)促裂口愈合类:痔膏、重组人表皮生长因子等。

3)硝酸甘油膏局部涂抹:用 0.2% 硝酸甘油膏涂于肛裂处,每日 2 次,联用 5~8 周,该药具有抑制神经递质而起松弛平滑肌、扩张血管的作用,可使内括约肌松弛,肛管压力下降,改善局部血液循环。

4)肉毒杆菌毒素局部注射:小剂量毒素有弱化内括约肌张力的作用。在肛裂旁经外括约肌注入 0.1mL 稀释的肉毒杆菌毒素,导致化学性去神经作用及局部肌肉麻痹,从而降低肌肉的紧张度。

(4)扩肛:适用于急性或慢性肛裂不并发乳头肥大及前哨痔者。用手指或器械(可以用肛肠科常用的喇叭口肛门镜)扩张肛门,对缓解肛裂剧痛有一定效果,但会复发,且可并发肛门血肿、出血、短时间内肛门失禁等不良反应。

(5)手术治疗:适用于有肛裂三联征或非手术治疗无效的慢性肛裂者,常用的术式有肛裂切除术和侧位内括约肌切断术。

351. 肛裂的预防措施是什么?

保持轻松愉悦的心态很重要。对便秘的治疗和预防是预防肛裂复发的重要途径。注意肛门清洁卫生,养成便后及时清洗肛门的卫生习惯,有肛窦炎、肛乳头炎、肛周湿疹、肛周皮肤病等肛周炎症性疾病应及时治疗。做到这些就可有效预防肛裂发生和复发。

第三节　肛门瘙痒症

352. 什么叫肛门瘙痒症?

肛门瘙痒症是指肛门周围皮肤无任何原发皮肤损害而仅有瘙痒症状的一种皮肤病,本病多发于 20～40 岁青壮年。男性多于女性,好发于平时不爱活动者。

353. 肛门瘙痒症有哪些病因?

(1)食品因素:辛辣的食品和调味品,如辣椒、芥末、胡椒、香料、咖啡等,食用过多都可以引起肛管和肛门皮肤刺激,诱发瘙痒。

(2)过敏反应:某些蛋白质(鱼、虾、蟹等)、药物、花粉、生漆等可致部分人体过敏,使体内产生过多的组胺,作用于周围神经而产生痒感。

(3)精神因素:精神过度兴奋、抑郁、神经衰弱、癔症等。

(4)肛周皮肤真菌、病毒感染:常见的有表皮癣菌等感染。

354. 肛门瘙痒症根据病因分为几类?

(1)原发性肛门瘙痒症:原因不明,无原发性损害,主要症状为瘙痒且顽固不愈。45%～70%的病例属原发性肛门瘙痒。

(2)继发性肛门瘙痒症:继发于原发疾病及各种皮肤病,伴有明显的特异性皮肤损害,瘙痒是原发病变的一个症状,如肛瘘、肛周湿疹、湿疣、神经性皮炎、蛲虫等引起的瘙痒。

355. 肛门瘙痒症临床表现有哪些?

(1)瘙痒:初期仅限于肛周皮肤瘙痒,为阵发性,常在夜间、安静、情绪变化、饮食辛辣食物、湿热时加剧,重者瘙痒难忍。

(2)疼痛:瘙痒时轻时重,有时刺痛或灼痛。由于搔抓使皮肤溃烂、渗出、结痂、长期不愈。

356. 肛门瘙痒症检查有哪些?

应进行全身体检,并有针对性地做实验室检查,如血、尿、便常规,肝、肾功能、尿糖、血糖、糖耐量试验及组活检织和涂片等检查。

357. 肛门瘙痒症诊断有哪些?

根据典型的肛门瘙痒史,结合临床症状、体征,对本病不难诊断,但要明确病因则比较困难。

358. 肛门瘙痒症治疗措施是什么？

（1）病因治疗：仔细查找各种可能引起瘙痒的原发病因并尽力消除。首先是肛肠科疾病应先行手术，其次是妇科和皮肤疾病。

（2）药物治疗：局限性肛门瘙痒症的药物治疗，应以局部外用治疗为主。①抗组胺药治疗：可选用苯海拉明、马来酸氯苯那敏、氯雷他定。②激素治疗：对女性及老年重症患者，可用性激素治疗。③抗生素治疗：合并细菌感染者，可根据病情，酌情选用抗生素。④药物外洗治疗：可具有局部降温消炎、干燥、止痒的药物，如炉甘石洗剂（水粉剂）。⑤药物外涂治疗：可酌情选用止痒、抗菌、激素类药膏。

（3）物理疗法：可用紫外线、红外线照射肛周患处。

（4）注射疗法：是目前较为常用的方法，具有操作简单、疗效确切的特点，方法是使用药物注射到皮下或皮内，破坏感觉神经，使局部感觉减退，症状消失。①亚甲蓝注射：具有可逆的阻滞神经的作用，使患者在 1～2 周内感觉不到瘙痒。②激素注射：采用长效糖皮质激素注射到皮下，有持久的抗炎、抗过敏及止痒作用。

（5）手术治疗：①瘙痒皮肤切除术：适用于较小范围的原发性肛门瘙痒。②瘙痒皮肤切除缝合术：适用于较小范围、两侧对称的原发性肛门瘙痒。③肛周皮下神经末梢离断术：适用于顽固性肛门瘙痒无明显皮损，经保守治疗无效者。

359. 肛门瘙痒症预后如何？

（1）注射疗法：治疗肛门瘙痒症有较好的治疗效果，但严重瘙痒者易复发，需再次注射治疗。

（2）手术疗法：因效果不确切临床较少采用，术后瘙痒症状虽很快消失，但在切口愈合后必须长期坚持肛门部的卫生护理和保持通畅的成形便，否则极易复发。

360. 肛门瘙痒症怎样预防？

（1）避免焦虑、忧虑、过度紧张。

（2）调理饮食，多食绿色蔬菜、水果等富含纤维的食品，禁食或少食有刺激性或可诱发超敏反应的食品和调味品，如辛辣食品、浓茶和咖啡、烈性酒等。

（3）注意卫生，便后用温水洗净肛门，保持皮肤清爽干净。

（4）避免不适当的自疗，如用热水烫洗，外用高浓度皮质类固激素或含对抗刺激药物，自购某些粗制家用理疗器械自疗等，这些方法仅能有暂时抑止瘙痒，日久致使病变迁延增剧，应劝告患者停用。

（5）贴身内衣以棉织品为宜，衣裤应宽松合体，不宜过紧、过硬，以免摩擦肛门皮肤。

（6）切勿搔抓，如有夜间抓痒习惯者应剪短指甲或睡前带上薄膜手套。

（7）调整排便习惯，每天定时如厕。

第十三章

胃肠其他常见疾病

一、细菌性痢疾

361. 什么叫细菌性痢疾?

细菌性痢疾简称菌痢,是由痢疾杆菌(志贺菌属)引起的肠道传染病,又称志贺菌病。

362. 细菌性痢疾为什么会流行?

(1)传染源:急、慢性菌痢患者及带菌者。

(2)传播途径:通过消化道,经粪-口途径传播。

(3)易感性:人群普遍易感。

(4)流行特征:本病全年均可发生,夏秋季多发。

363. 细菌性痢疾有哪些临床表现?

潜伏期为 1～2 日。

(1)急性菌痢

1)普通型(典型):急起畏寒高热,伴头痛、乏力、食欲减退,并出现腹痛、腹泻,多数患者先为稀水样便,1～2 日后转为脓血便,每日 10～20 次或以上,里急后重明显。常伴肠鸣音亢进,左下腹压痛。急性细菌性痢疾自然病程为 1～2 周,多数病例可以自行恢复。

2)轻型(非典型):全身中毒症状、腹痛、里急后重、左下腹压痛均不明显,可有低热、糊状或水样便,混有少量黏液,无脓血,每日大便 10 次以内,稀便有黏液但无脓血。病程 3～7 日而痊愈。

3)中毒性:2～7 岁儿童多见。起病急骤,突然高热,病势凶险,主要表现为严重毒血症、休克和（或）中毒性脑病，而局部肠道症状很轻甚至缺如。

4）重型：多见于年老体弱或营养不良的患者。有严重全身中毒症状及肠道症状。起病急、高热、恶心、呕吐，剧烈腹痛及腹部（尤为左下腹）压痛，里急后重明显，脓血便，便次频繁，甚至失禁。病情进展快，明显失水，四肢发冷，极度衰竭，易发生休克。

（2）慢性细菌性痢疾：细菌性痢疾病程反复发作或迁延不愈达 2 个月以上，即为慢性细菌性痢疾。

364. 细菌性痢疾检查有哪些？

（1）一般检查

1）血常规：白细胞增多，可达（10～20）×10^9/L，中性粒比例增高。

2）便常规：外观呈黏液脓血便。镜检可见白细胞、脓细胞、红细胞，如有巨噬细胞有助于诊断。

（2）病原学检查

1）细菌培养：粪便培养出志贺菌可以确诊。

2）特异性核酸检测：应用聚合酶链反应（PCR）和 DNA 探针杂交法可直接检查病原菌的特异性基因片段，灵敏度高，特异性强，有助于早期诊断。

（3）肠镜检查：急性细菌性痢疾患者肠镜检查可见肠黏膜弥漫性充血、水肿、大量渗出液，有浅表溃疡。慢性患者肠黏膜呈颗粒状，可见溃疡或息肉，并可取病变部位分泌物做细菌培养。

365. 细菌性痢疾治疗有哪些？

（1）急性细菌性痢疾的治疗

1）一般治疗：卧床休息、消化道隔离（隔离至临床症状消失，大便培养连续两次阴性）。给予流质或半流质饮食，忌食生冷、油腻和刺激性食物。

2）抗菌治疗：常用的有喹诺酮类（如诺氟沙星、培氟沙星、氧氟沙星、环丙沙星），复方磺胺甲噁唑、阿莫西林、头孢曲松、中药小檗碱。喹诺酮类药物儿童慎用。

3）对症治疗：静脉补液，解痉、退热药物治疗。

（2）中毒性细菌性痢疾的治疗：本型来势凶猛，应及时针对病情采取综合性措施抢救。

1）抗感染：选择敏感抗菌药物，静脉给药，待病情好转后改口服。

2）控制高热与惊厥：高热者给予物理降温和退热药。伴惊厥者可采用亚冬眠疗法。

3）循环衰竭的治疗：基本同感染性休克的治疗。主要有①扩充有效血容量；②纠正酸中毒；③强心治疗；④解除血管痉挛；⑤维持酸碱平衡；⑥应用糖皮质激素。

4)防治脑水肿与呼吸衰竭：保持呼吸道通畅，吸氧，严格控制入液量，应用甘露醇或山梨醇进行脱水，减轻脑水肿。

（3）慢性细菌性痢疾的治疗

1)寻找诱因，对症处置，避免过度劳累，勿使腹部受凉，勿食生冷饮食。体质虚弱者可适当使用免疫增强剂。有肠道功能紊乱者可酌情给予镇静、解痉药物。当出现肠道菌群失调时，切忌滥用抗菌药物，立即停止耐药抗菌药物使用。改用乳酸杆菌等益生菌，以利肠道正常菌群恢复。

2)病原治疗：通常需联用两种不同类型的抗菌药物，足剂量、长疗程。对于肠道黏膜病变经久不愈者，可采用保留灌肠疗法。

366. 细菌性痢疾如何预防？

（1）管理传染源：及时发现患者和带菌者，并进行有效隔离和彻底治疗，直至大便培养阴性。重点监测从事饮食业、保育及水厂工作的人员，感染者应立即隔离并给予彻底治疗。慢性患者和带菌者不得从事上述行业的工作。

（2）切断传播途径：饭前便后及时洗手，养成良好的卫生习惯，尤其应注意饮食和饮水的卫生情况。

（3）保护易感人群：口服活菌苗可使人体获得免疫性，免疫期可维持 6～12 个月。

二、细菌性食物中毒

367. 什么叫细菌性食物中毒？

细菌性食物中毒是指患者摄入被细菌和(或)其毒素污染的食物或水所引起的急性中毒性疾病，根据病原体不同可有不同的临床表现。

368. 细菌性痢疾病因有哪些？

患者所进食物或水被细菌和(或)其毒素污染引起本病。

369. 细菌性痢疾临床表现有哪些？

（1）葡萄球菌性食物中毒：是由于进食被金黄色葡萄球菌及其所产生的肠毒素所污染的食物而引起的一种急性疾病。引起葡萄菌性食物中毒的常见食品主要有淀粉类（如剩饭、粥、米面等）、牛乳及乳制品、鱼肉、蛋类等，被污染的食物在室温20～22℃搁置 5h 以上时，病菌大量繁殖并产生肠毒素，此毒素耐热力很强，经加热煮沸 30min，仍可保持其毒力而致病。该病以夏秋二季为多。

（2）大肠杆菌性食物中毒：是由于进食被大肠杆菌及其所产生的肠毒素所污染的食物而引起的一种急性疾病。虽然绝大多数大肠杆菌为肠道正常菌群，但是仍有少部分特殊类型的大肠杆菌具有相当强的毒力，一旦感染，将造成严重疫情。

（3）副溶血性弧菌食物中毒：是由于食用了被副溶血性弧菌污染的食品后出现的急性、亚急性疾病。副溶血性弧菌是常见的食物中毒病原菌，在细菌性食物中毒中占有相当大的比例，临床上以胃肠道症状，如恶心、呕吐、腹痛、腹泻及水样便等为主要症状。该菌引起的食物中毒具有暴发起病（同一时间、同一区域、相同或相似症状、同一污染食物）、潜伏期短（数 h 至数日）、有一定季节性（多夏秋季）等细菌性食物中毒的常见特点。

（4）变形杆菌食物中毒：是由于摄入大量变形杆菌污染的食物所致，属条件致病菌引起的食物中毒。变形杆菌是革兰阴性杆菌，根据生化反应的不同可分为普通变形杆菌与奇异变形杆菌，有 100 多个血清型。大量变形杆菌在人体内生长繁殖，并产生肠毒素，引致食物中毒。夏秋季节发病率较高，临床表现为胃肠型及过敏型。

370. 细菌性痢疾检查有哪些？

（1）细菌培养：应取可疑食物、呕吐物和粪便做细菌培养。

（2）血清学检验：根据不同病因做相应的血清学检查。

（3）血培养：如果患者出现发热（如体温＞38.4℃），且有脓毒症征象（心动过速、低血压、毛细血管充盈差、呼吸急促、急性意识障碍、少尿），应做血培养以排除菌血症。重症患者血培养，留取早期及病后两周的双份血清与培养分离所得可疑细菌进行血清凝集试验，双份血清凝集效价递增者有诊断价值。可疑时，尤其是怀疑细菌毒素中毒者，可做动物试验，以检测细菌毒素。

371. 细菌性痢疾治疗有哪些？

（1）一般治疗：本病常有自限性，仅需卧床休息，必要时禁食。恢复饮食应为易消化的流质或半流质饮食，病情好转后可恢复正常饮食。沙门菌属食物中毒应床边隔离。

（2）对症治疗：呕吐、腹痛明显者，可口服丙胺太林（普鲁本辛）或皮下注射阿托品，亦可注射山莨菪碱。能进食者应给予口服补液。剧烈呕吐不能进食或腹泻频繁者，给予糖盐水静脉滴注。出现酸中毒酌情补充 5％碳酸氢钠注射液或 11.2％乳酸钠溶液。脱水严重甚至休克者，应积极补液，保持电解质平衡及给予抗休克处理。

（3）抗菌治疗：一般可不用抗菌药物。伴有高热的严重患者，可按不同的病原菌选用抗菌药物。如大肠杆菌、志贺菌、沙门菌、副溶血弧菌均可选用喹诺酮类抗生素。

372. 什么叫菌群失调？

菌群失调是指由于某种原因（如滥用抗生素），正常菌群中各种微生物的种类和数量可发生较大的变化。肠道菌群的数量和比例失调。正常人肠道中的菌群，主要为厌氧菌，少数为需氧菌，前者约为后者的 100 倍。存在于肠道的正常菌群为类杆菌、乳杆菌、大肠杆菌和肠球菌等，尚有少数过路菌，如金黄色葡萄球菌、绿脓杆菌、副大肠杆菌、产气杆菌、变形杆菌、产气荚膜杆菌、白色念珠菌等。在正常情况下，这些微生物互相依存，互相制约，维持平衡，保持一定的数量和比例。在人体抵抗力降低的情况下，如瘦弱婴幼儿，年老体弱和患急、慢性疾病者，以及长期、大量使用广谱抗生素、免疫抑制剂、肾上腺皮质激素、抗肿瘤药物和放射治疗者，尤其是应用广谱抗生素者，可使肠道正常菌群被抑制而数量减少，耐药的过路菌过量繁殖，造成肠道菌群失调。出现临床症状者，称为肠道菌群失调症。这种感染，以金黄色葡萄球菌和白色念珠菌引起者最为常见。其次为难辨梭状芽孢杆菌、绿脓杆菌和变形杆菌所引起。

373. 菌群失调临床表现有哪些？

本症以严重腹泻或慢性腹泻为主要临床表现，在应用抗生素治疗过程中，如突然发生腹泻，或原有腹泻加重，即有可能发生本症。腹泻多为淡黄绿色水样便，有时如蛋花样。真菌感染可呈泡沫样稀便，有腥臭味，脓血便；葡萄球菌感染可排黄绿色稀便，每日 3～20 次，伴有腹胀，腹痛一般不明显，吐泻严重者可伴有脱水、电解质紊乱、血尿素氮升高、血压下降；白色念珠菌感染一般多从上消化道开始，蔓延到小肠甚至肛周，鹅口疮常是白色念珠菌肠炎最早的信号，如小肠黏膜糜烂或溃疡可引起多次的无臭黏液脓性粪便，有时可呈水泻，伴有消化不良，如治疗不及时，可扩散至呼吸道、泌尿道甚至脑组织；绿脓杆菌感染能产生蓝绿色荧光素，使粪便带绿色，但并不经常引起腹泻，个别病例一般腹痛轻，少数伴恶心、呕吐、多有水电解质紊乱，重症可发生休克。

374. 菌群失调有哪些检查？

主要靠大便细菌学检查，包括涂片镜检和培养，做细菌的定性和定量检查，尤其是多次动态观察。表现为正常菌群减少或消失，过路菌过量繁殖，大便中的细菌失去正常的数量、比例，而出现以耐药的过路菌，如金黄色葡萄球菌、真菌、难辨梭状芽孢杆菌等为主的异常细菌组合。

375. 菌群失调治疗有哪些？

(1)病因治疗：如由于巨结肠，胆囊炎引起的肠球菌过度繁殖；维生素缺乏造成的肠球菌减少或消失；小肠蠕动过快而引起的酵母菌过多等，都必须先去除病因，然后再扶持正常菌群。

(2)调整菌群治疗

1)饮食调整：发酵性腹泻应限制碳水化合物；腐败性腹泻应限制蛋白质的摄

入。增强肠黏膜的局部防御屏障功能,防止细菌易位,应增加纤维食物。

2)抗菌药物:立即停止原抗生素,应根据菌群分析以及抗菌药物敏感试验,选用合适的抗生素以及抑制过度繁殖的细菌,从而间接扶植肠道繁殖不足的细菌。此外,还可采用广谱抗菌药物将肠道细菌大部分消灭,然后再灌入正常肠道菌群的菌液以使其恢复。

3)益生菌制剂:目前常用的益生菌制剂有嗜酸乳杆菌、保加利亚乳杆菌、乳酸乳杆菌、芽胞乳杆菌、双歧杆菌、粪链球菌、大肠杆菌、粪杆菌和枯草杆菌等。还可以用正常人大便悬液做成复方活菌制剂用来治疗艰难梭菌引起的伪膜性肠炎,收到较好的效果。

4)益生元制剂:如用乳醣扶植肠杆菌,用叶酸扶植肠球菌。应用半乳糖苷-果酸,受细菌分解后形成乳酸或醋酸,使 pH 降低,抑制其他细菌,而支持乳杆菌生长。

5)耐药性肠球菌制剂:日本目黑氏等采用增厚传代培养法获得了耐链霉素、红霉素、四环节、氨苄青霉素的肠球菌——类链球菌 BIO - 4R 株。经动物和人体内试验表明,本菌具有耐多种抗生素性,故能阻止其他菌群异常繁殖,克服菌群失调,改善大便性状异常,且比以往单用抗生素治疗疗效迅速,并能防止粪链球菌 BIO - 4R 株的耐药因子向大肠杆菌 K - 12 株转移。

376. 菌群失调如何预防?

严格掌握抗生素和肾上腺皮质激素的适应证,合理应用抗生素。对年老体弱、慢性消耗性疾病者,使用抗生素或者激素时,严格掌握适应证,最好能做药物敏感试验,选择最敏感的抗生素。对高龄及病后体弱者,在用抗生素的同时并配合使用乳酸菌素或双歧杆菌活菌制剂,以防肠道菌群失调。在大手术前,应注意配合全身支持疗法,如提高营养、输血、肌注丙种球蛋白、服用维生素等。

三、习惯性便秘

377. 什么叫习惯性便秘?

习惯性便秘又称功能性便秘,是指每周排便少于 3 次,或排便经常感到困难。便秘的人,不仅会因为大便滞留而使毒素吸收过多,也因大便排出缓慢而比正常人吸收过多的胆固醇。因此,长期便秘的人,面色昏黯、臃肿,呈现出一种异常的病态面容。习惯性便秘常见于原发性肠蠕动功能异常,大便蠕动输送延缓,归根到底是肠道的菌群失衡。

378. 习惯性便秘发病的原因有哪些?

(1)由于进食过少,或食物过于精细,缺乏纤维素,使结肠得不到一定量的刺激,蠕动减弱而引起便秘。

(2)因为工作、生活和精神因素等情况不能及时排便,积粪过久而产生便秘。

(3)因情绪紧张,忧愁焦虑,精神抑郁或过分激动,不良的生活习惯,未养成按时排便习惯。睡眠不足,使结肠蠕动失常或痉挛而引起便秘。

(4)经常服用泻药或洗肠等,使直肠反应迟钝失去敏感性而造成便秘。长期使用泻药,可使胃肠道对泻药产生依赖性,除了为解一时之急,最好还是少用或不用泻药。

(5)胃肠道运动缓慢:缺乏 B 族维生素,甲状腺功能减退,内分泌失调,营养缺乏等,可影响整个胃肠蠕动,使食物通过缓慢,形成便秘。

(6)肠道运动亢进:促进肠蠕动亢进的副交感神经异常兴奋时,可导致肠运动异常,出现痉挛性收缩,可引起便秘或腹泻交替进行,排出被痉挛的结肠切割成的如羊粪一样的硬便。

379. 习惯性便秘有哪些治疗方法?

(1)按摩治疗法。

(2)磁石治疗。

(3)生物疗法:从植物中提取的生物制剂对便秘的治疗有以下优势。

(1)水苏糖不被消化酶分解,有害菌无法利用,可靶向性地调节肠胃菌群平衡,重组良性微生态环境。

(2)水苏糖产生醋酸、乳酸等短链脂肪酸促进肠道蠕动,促使肠道推进运动能力增强。

(3)富含水溶性纤维,补充人体膳食纤维摄入不足,有效润肠通便,清理肠道毒素垃圾,防治便秘。

380. 习惯性便秘西医治疗的方法有哪些?

(1)刺激性泻药:这类泻药及其体内代谢产物直接刺激肠壁,使肠蠕动加强,从而促进粪便排出,如果导片、蓖麻油、大黄等。此类泻药是便秘患者最常自服的药物,如果长期使用能引起肠道应激性降低的副作用,所以不宜常用。

(2)稀释性泻药:又称容积性泻药。这类泻药能阻止肠道吸收水分,使肠内容积增大。同时它们口服后很难吸收,能在肠内形成很高的渗透压,使水分和食糜容量增大。由于容量大,肠道被扩张,机械性地刺激肠道,引起肠蠕动增强而排便。这类泻药有硫酸镁、硫酸钠(芒硝)等。

(3)润滑性泻药:如液状石蜡、食用油等。这类泻药能润滑肠壁、软化大便,使粪便易于排出。液状石蜡口服或灌肠后不被吸收,同时可以阻碍肠中水分的吸收。作为理想的通便剂,但有油渍污染内裤的现象,长期应用可干扰维生素 A、维生素 D、维生素 K 以及钙、磷的吸收。

对以上泻药可按作用时间选择应用。稀释性泻药作用时间快,服后 4～6h 即可排出水样粪便,常伴有腹痛,主要用于急性便秘、顽固性便秘,不宜长用,服药后应多饮开水。刺激性泻药作用慢,宜临睡前服用,服后 6～8h 排便。润滑性泻药适用于年老体弱者,液状石蜡每晚临睡前服 10～20mL,第 2 日早晨起床排便,有利于养成定时排便的条件反射。

(4)选用非处方药

1)西药:乳果糖、比沙可啶、甘油栓、开塞露。

2)中成药:麻仁丸、麻仁润肠丸、五仁润肠丸等。

381. 习惯性便秘如何预防?

(1)饮食中必须有适量的纤维素,多食富含植物纤维的食品,粮食如麦麸、糙米、玉米面、大豆等,水果如香蕉、苹果等,蔬菜如芹菜、韭菜、豆芽菜、茄子等。

(2)每日要吃一定量的蔬菜与水果,早晚空腹吃苹果一个,或每餐前吃香蕉 1～3个。

(3)主食不要过于精细,要适当吃些粗粮。

(4)晨起空腹饮一杯淡盐水或蜂蜜水,配合腹部按摩或转腰,让水在肠胃振动,加强通便作用。全天都应多饮凉开水以助润肠通便。

(5)进行适当的体力活动,加强体育锻炼,如仰卧屈腿,深蹲起立,骑自行车等都能加强腹部的运动,促进胃肠蠕动,有助于促进排便。

(6)每晚睡前,按摩腹部,养成定时排便的习惯。

(7)保持心情舒畅,生活要有规律。

(8)通过自我训练,养成良好的排便习惯。每日早餐后 5～10min 定时如厕,即使有时排不出,也要养成定时习惯,每日坚持 30min。坚持自我训练 3 个月,直至完全形成定时排便习惯为止。

(9)多用产气食品:如生葱、洋葱、生黄瓜、生苤蓝、生萝卜等,利用它们在肠道内的发酵作用,产生鼓肠,以增加肠蠕动,利于排便。

382. 便秘六字诀是什么?

(1)"水"——用当天烧开后自然冷却的温开水,每日至少要喝 8～10 杯,或决明子茶、绿茶,并坚持每晚睡前、夜半醒时和晨起后各饮一杯白开水。既起到了"内洗涤"、"稀血液"的作用,又刺激了胃肠道,利于软化粪便通大便。

(2)"软"——人到中年以后,胃肠道功能随之降低,需饮食熟软的食物,这样有利于脾胃消化吸收及肠道排泄。

(3)"粗"——常吃富含膳食纤维的食物,如全谷(粗粮)食品、薯类、青菜、白萝卜、芹菜、丝瓜、菠菜、海带、西红柿、苹果、香蕉、梨等,每日可适当选择其中几种食物搭配食用,以刺激肠道蠕动,加快粪便排出。

（4）"排"——定时（早晨）排便，不拖延时间，使肠中常清。大便后用温水清洗肛门及会阴部，以保持清洁。

（5）"动"——适度运动，每日早晚慢跑、散步，促进胃肠道蠕动。另外，早晚各做一次腹式呼吸，时间为 15min，使小腹、腰背部有发热感觉。随着腹肌的起伏运动，胃和肠的活动量增大，消化功能也得到了增强，对糟粕的排斥更加彻底。

（6）"揉"——每日早晚及午睡后以两手相叠揉腹，以脐为中心，顺时针揉 100 次。可促进腹腔血液循环，助消化、通肠胃，从而促使大便顺畅排泄。

383. 习惯性便秘如何改善？

（1）多吃膳食纤维：膳食中增加纤维素含量，如多吃粗粮、杂粮、蔬菜、水果等食物。

（2）适当增加活动：根据各自身体状况，适当进行体育锻炼，如步行、室内或室外慢跑等，最好每日坚持半 h 以上，可分次进行。

（3）每天定时排便：便秘者，要定时起居，无论有无便意，均应养成每天早餐后定时排便的习惯，时间可安排在餐后半 h 至 1h，也有放在清晨或睡前，按各自习惯而定。如厕时，可将双手压在腹部，做屏气动作，增加腹部压力，以促使大便排出。最好晨起喝杯温开水或淡盐水，以促进肠蠕动。

（4）应用通便药物：酚酞、大黄、番泻叶等刺激性通便药物，应尽量少用，以不用为好，因久用后会诱发结肠黏膜黑变病，虽然此病到目前还未见有癌变的报道，但终究是一个病态。据临床观察，当停用刺激性通便药一定时间后，黑变病会逐渐消退。有时确需暂时应用时，建议老年人可先服用西沙必利、莫沙必等促胃肠动力药，餐前半 h 服对结肠弛缓性便秘有一定帮助。如为直肠型便秘，肛塞开塞露或甘油制剂，可达到通便作用，且一般不会有不良反应。

还有一些有效的通便方法，如每晨饮用一杯 300～400 mL 的温开水或凉开水，或含少量盐分的淡盐水，然后再上厕所，有助于排便。蜂蜜与大枣也有润肠通便作用。另有麻仁苏子粥、蜜制芝麻桃仁、蜂蜜决明汤等药膳均有通便作用，这些多是常用食品，比药物通便更好。

384. 习惯性便秘有哪些临床表现？

胃肠功能紊乱起病多缓慢，临床表现以胃肠道症状为主，胃神经症的患者多表现为反酸、嗳气、厌食、恶心、呕吐、剑突下灼热感、食后饱胀、上腹不适或疼痛，每遇情绪变化则症状加重。肠神经症又称肠易激综合征，为胃肠道最常见的功能性疾病。以肠道症状为主，患者常有腹痛、腹胀、肠鸣、腹泻和便秘、左下腹痛时可扪及条索状肿物，腹痛常因进食或冷饮而加重，在排便、排气、灌肠后减轻。腹痛常伴有腹胀、排便不畅感或排便次数增加，粪便可稀可干等症状。过去称此为结肠功能紊乱、结肠痉挛、结肠过敏、痉挛性结肠炎、黏液性结肠炎、情绪性腹泻等。

起病大多缓慢,病程常经年累月,呈持续性或有反复发作。临床表现以胃肠道症状为主,可局限于咽、食管或胃,但以肠道症状最常见,也可同时伴有神经症的其他常见症状。

385. 习惯性便秘有哪些检查?

(1)影像诊断:根据不同情况采取 X 线、内镜检查、胃液分析与粪便检查等手段。必要时应行超声、CT 等检查,以排除肝、胆、胰等腹腔脏器病变。

1)胃肠道 X 线检查:显示整个胃肠道的运动加速,结肠袋加深,张力增强,有时因结肠痉挛,降结肠以下呈线样阴影。

2)结肠镜检:结肠黏膜无明显异常。

(2)实验室诊断:血常规、免疫因子检查,肝肾功能,必要时做活组织病检。

386. 习惯性便秘怎么诊断?

胃肠道功能紊乱的临床特点,特别是病情常随情绪变化而波动,症状可因精神治疗如暗示疗法而暂时消退,提示有本症的可能性。前提是必须排除器质性病变。

初步诊断为此症后,还须密切随访,经过一段时间,才能确保诊断无误。

387. 习惯性便秘并发症有哪些?

严重营养不良、神经性厌食。

388. 习惯性便秘有哪些治疗方法?

(1)一般治疗:胃肠道功能紊乱治疗,只有通过精神调适和改变行为等方式,才能从根本上调整胃肠道功能紊乱。

(2)药物治疗:调节神经功能,改善睡眠。根据病情,可选用下述药物与方法。

1)镇静剂:可给予利眠宁、地西泮、氯丙嗪、苯巴比妥、眠尔通或谷维素等。

2)解痉止痛:抗胆碱能药物可使平滑肌松弛,有解痉止痛作用;如颠茄制剂、阿托品、普鲁本辛等。

3)神经性呕吐:可用维生素 B_6,呕吐剧烈酌情给予冬眠灵、异丙嗪、多潘立酮等。

4)肠神经症:便秘可予滑润剂如液状石蜡、氧化镁、安他乐和植物黏液性物质。腹泻可用复方苯乙哌啶,或 0.25% 奴夫卡因灌肠,一日一次,也可用易蒙停。

389. 习惯性便秘如何预防?

首先要重视心理卫生,其次注意饮食卫生。尽量少吃刺激性食品,更不能饮酒和吸烟;适当参加体育锻炼,生活起居应有规律。

四、肠易激综合征

390. 什么叫肠易激综合征？

肠易激综合征(IBS)为胃肠功能紊乱性疾病,指一组包括腹痛、腹胀、排便习惯改变和大便性状异常的综合征。这些症状可持续存在或间歇发作,但又缺乏形态学、组织学、细菌学及生化代谢等异常的证据。其特征是肠道功能的易激惹性。根据其主要的临床表现,习惯地将肠易激综合征分为不同类型,如腹泻型、便秘型、腹痛型和黏液便型。

391. 肠易激综合征病因是什么？

肠易激综合征的病因和发病机制尚未完全阐明。普遍认为可能存在多种因素。目前受到广泛重视的有精神(心理)因素、应激事件和食物等因素。在我国,部分 IBS 患者在发病前有细菌性痢疾等肠道感染史。

(1)精神因素:各种应激对胃肠道运动功能都具有广泛的影响,以结肠的功能紊乱持续的最久,在解除应激后很长时间仍难以恢复。这不仅存在于肠易激综合征患者,也同样见于正常人。不过肠易激综合征患者的阈值更低,表现得更敏感、更突出、更持久。精神因素在肠易激综合征发病时可能有两种机制。一种认为肠易激综合征是机体对各种应激事件的超常反应,另一种是精神因素并非直接病因,但可诱发或加重症状,促使患者就医。

(2)食物不耐受:食物因素不是肠易激综合征的病因,但部分患者确对某些食物不能耐受。如果其症状完全是由于对某种食物成分(如乳糖)吸收不良引起,则不属于肠易激综合征。某些食物(如麦面类、谷类、奶制品、果糖)通常为症状的促发或加重因素。可能由患者对其耐受性差或过敏,或因肠道菌群的改变,食物残渣的代谢异常等变化所致。

(3)胃肠道激素:消化系统是一个大的内分泌器官,很多疾病的发生和胃肠道激素的分泌状态密切相关。已有研究证实,肠易激综合征患者餐后腹痛可能与缩胆囊素(CCK)有关。临床发现,CCK 阻滞药能缓解餐后腹痛。肠易激综合征患者,餐后 CCK 分泌的高峰延迟至餐后 $40\sim80$min,与餐后胃肠反射推迟的时间一致。

(4)感染:在临床实践中观察到,一些具有肠易激综合征症状的患者发病前曾患细菌性痢疾,经针对细菌性痢疾的治疗后,痢疾症状缓解,细菌学检查转为阴性,但逐渐发生肠易激综合征症状。此外,阿米巴肠病、肠血吸虫病、肠蛔虫病等感染性肠病患者常在原发病治愈后出现肠易激综合征症状。可能是由肠道感染改变了肠道对各种刺激的反应能力所致。

392. 肠易激综合征临床表现有哪些?

肠易激综合征并无特异性的临床表现。所有的症状均可见于器质性胃肠病。其主要的症状为大便习惯的改变和腹痛。

(1)大便习惯改变:是肠易激综合征的一个重要的症状。IBS引起的肠道功能的异常往往在青年时出现。仅有一小部分患者从小就出现肠道功能紊乱。这种肠道功能异常往往逐渐加重,最终出现典型的便秘、腹泻和便秘腹泻交替的三种典型症状。

1)便秘:是很难定义的一个症状,包括主观的症状和客观的指标。客观指标是每周排便次数3次或少于3次。主观症状为排便困难和排便疼痛。大便的软硬也是一个很难评价的指标。一般来说,大便习惯的改变包括三个方面,即大便次数、大便的质地和排便的难易程度。

便秘可发生在肠易激综合征早期,呈进行性加重。迫使患者常常依赖于泻药和灌肠来维持大便的排出。因大便在结肠内存留的时间过长,水分吸收得过多而引起大便干硬。由于结肠、直肠的痉挛状态,引起便块的直径变小,往往形容为铅笔杆或束带样大便。另外,结肠袋强烈收缩,形成块状、球状大便,有如羊的球样大便。随着便秘症状的加重,腹痛也越来越显著。排便后可能有腹痛的缓解,常有排便不尽的感觉,迫使患者进行反复的排便动作,有时排便的时间持续数 h。

2)腹泻:肠易激综合征的腹泻类型主要是少量多次的稀便,排便前往往有窘迫感和里急后重的感觉。便后这些症状消失,也有部分患者不伴腹痛,极少有患者在睡眠中因腹痛、腹泻而致醒。少数患者粪便中含有少量未被消化的食物残渣。最典型者,腹泻常发生在清晨和进食后。最开始排出是正常大便,接着是软便,最后是大量稀便。除乳糖不耐受的患者外,食后腹泻的程度和进食的量有关,而同进食的种类关系不大。腹泻可持续数十年,但极少因腹泻而发生消化不良、脱水、水电解质紊乱和酸碱平衡失调。小儿和青春期患者也不会因腹泻而影响生长发育。

3)便秘与腹泻交替:引起便秘与腹泻交替出现的原因之一是因为消化道运动功能紊乱的程度不稳定,或在病程中受到的刺激各异,肠道的反应不同所致。另一原因可能是医源性的。腹泻患者乱用止泻药可导致便秘,而便秘患者使用泻药不当又可引起腹泻。部分患者经过一段时间后便秘腹泻交替后转变为持续腹泻或持续性便秘。

(2)腹痛:是 IBS 最常见的症状。腹痛的性质可多种多样,有隐痛、胀痛、痉挛痛、烧灼痛、钝痛、刀刺样痛、刺痛,以胀痛、钝痛为常见。有的患者在腹部钝痛的基础上出现刺痛、刀割样痛。腹痛可很轻,也可很重,可局限在腹部的一象限,也可在全腹部。但最常见是在左下象限和整个下腹部。一般无放射痛,严重时伴有腰背痛。结肠扩张能诱发 IBS 患者腹痛。疼痛常发生在进食后,排便后缓解。疼痛一般不在夜间发作,这一点可同肠器质性病变和炎症性病变相鉴别。

（3）腹胀、嗳气和排气增多:腹胀是肠易激综合征患者常见的症状。部分患者有嗳气和肛门排气症状。有时腹胀是患者最主要的症状。很多患者清晨时即觉腹胀,到下午和晚上越来越重。虽然某些 IBS 患者诉说有大量的气体排出,但实际测量发现其气体排出的总量仍在正常范围之内。还有研究显示,即使 IBS 患者肠腔内的气体很少,患者还有腹胀的感觉。这些都说明这类患者腹胀感的产生是因肠道对气体的耐受性下降,并非是肠腔内的气体明显增多所致。但也有研究表明,通过 CT 的连续观察,某些 IBS 患者一日中的腹围可有 3～4cm 的改变。所以,IBS 患者腹胀的原因可能有肠腔内气体增多和肠管对气体的耐受性降低两种因素存在。

（4）其他消化道系统症状:25%～50%IBS 患者有消化不良、上腹部烧灼感、恶心和呕吐等症状,44%～51%患者有食管病变的症状。食管下括约肌静息压力的下降,食管体部收缩功能的异常可能是这些症状产生的原因。研究还发现,IBS 患者胃、小肠和胆囊的运动功能异常。

（5）全身症状:IBS 患者症状的出现和加重常与精神因素或遭遇应激状态有关。部分患者可伴有自主神经功能紊乱,以及心理精神异常的表现,如失眠、焦虑、心悸、手心潮热、抑郁、紧张、多疑等。

393. 肠易激综合征有哪些检查？

多次（至少 3 次）便常规培养均阴性,粪便隐血试验阴性,血尿常规正常,红细胞沉降率正常,对于年龄 40 岁以上患者,除上述检查外,还需进行结肠镜检查并进行黏膜活体细胞检查术,以排除肠道感染性、肿瘤性疾病等。

394. 肠易激综合征怎么诊断？

IBS 诊断首先是强调详细采集病史,分析和把握其临床特征,有步骤地进行检查,谨慎地排除可能的器质性疾病。诊断作出后还要注意随访,一般至少要 2 年,以确保诊断的准确性。1986 年我国学者根据自己的临床经验和我国国情,拟定了IBS 临床诊断标准:①以腹痛、腹胀、腹泻及便秘等为主诉,伴有全身性神经症症状;②一般情况良好,无消瘦及发热,系统体格检查仅发现腹部压痛;③多次粪常规及培养（至少 3 次）均阴性,粪隐血试验阴性;④X 线钡剂灌肠检查无阳性发现,或结肠有激惹征象;⑤结肠镜检查示部分患者有运动亢进,无明显黏膜异常,组织学检查基本正常;⑥血常规、尿常规正常,红细胞沉降率正常;⑦无痢疾、血吸虫等病史,试验性治疗无效。

395. 肠易激综合征与哪些疾病鉴别？

因为 IBS 没有特异性的临床表现、实验室指标,也没有大体形态学,组织学和细菌学及生化代谢的异常,常不易与器质性、炎性疾病鉴别。

(1)腹痛位于上腹部或右上腹者:应与胆囊、胰及十二指肠疾病鉴别。肝、胆、胰 B 型超声检查无创伤并可多次复查,值得提倡。上消化道钡餐造影及胃镜检查可排除胃十二指肠病变,必要时可行上腹部 CT、MRCP 或逆行胆胰管造影,排除肝、胆、胰疾病。如腹痛位于下腹部,伴有排尿异常或月经异常者,应与泌尿系统疾病及妇科疾病鉴别。腹痛位于脐周者,需与肠道蛔虫病相鉴别。

(2)以腹泻为主要症状者:应与感染性腹泻和吸收不良综合征相鉴别。如便常规检查发现大量白细胞、红细胞、脓细胞、大量黏液,提示感染性腹泻。应进一步做细菌培养及寄生虫学检查,明确感染原因。与吸收不良的鉴别需做吸收不良试验和粪脂检查。肠易激综合征与乳糖不耐受症的鉴别应选用乳糖吸收试验及呼吸试验。

(3)以便秘为主要症状者:应与药物不良反应所致的便秘,慢性便秘及结肠器质性疾病鉴别。通过详细询问病史,充分了解药物作用及不良反应。停药后便秘改善有助于药物所致便秘的诊断。结肠、直肠器质性疾病所致的便秘主要见于肿瘤和各种炎症所致的肠腔绞窄。除特有的临床表现外,X 线钡灌肠及纤维结肠镜检查是确诊的主要手段。

396. 肠易激综合征治疗有哪些方法?

(1)饮食治疗:饮食疗法的原则是减少对消化道的不良刺激,避免食物过敏反应和少摄入能在消化道内产气的食品,如奶制品、大豆、扁豆、卷心菜、洋葱、葡萄干等。应避免过分辛辣、甘、酸、凉、粗糙等刺激性食物。多食易消化,营养丰富的食物。便秘患者多摄入富含纤维素的食品和水果。对有过敏史的肠易激综合征患者,应避免摄入海鱼、海蟹等可能引起过敏的食品。对疑有乳糖不耐受症者,应避免大量饮牛奶及摄入大量的牛奶制品。细嚼慢咽,少嚼或不嚼口香糖,戒烟或减少吸烟量可减少吞入消化道内的气体。少饮碳酸饮料和少吃富含乳糖、豆类的食品可减少食物在消化过程中或在肠道中被细菌分解而产生的大量气体。高脂肪食物可抑制胃排空,增加胃食管反应,加强餐后结肠运动。苹果汁、梨汁、葡萄汁可能引起腹泻。高纤维素食物(如麸糠)可刺激结肠蠕动,对改善便秘有明显效果。通过饮食疗法可减少消化道气体,对减轻腹胀和腹痛有一定作用。

(2)精神因素:在 IBS 发病中占有重要的地位,所以心理治疗特别重要。首先医师要取得患者的信任,建立友善的关系。每次和患者接触时都应耐心,向患者耐心讲解本病的发病原因,病理过程和良性愈后。打消转为恶性疾病,尤其是恶性肿瘤的顾虑,增强患者对治疗的信心,以使其积极配合治疗。

对于有抑郁、精神高度紧张、焦虑等患者,可给予三环类抑郁药,如阿米替林 10～25mg,每日 3 次,或每晚 1 次;多虑平 25mg,每日 2～3 次,或每晚 1 次;脱甲丙米嗪 50mg，每日 1～3 次，或每晚 1 次。也可选用镇静药，如地西泮 2.5～10.0mg，每日 3 次，苯巴比妥 15～30mg，每日 2～3 次，氯丙嗪 10～25mg，每日 2～3 次。使用这些药物可缓解精神症状和腹部症状。

（3）抗痉挛和抗胆碱药物：抗胆碱药可阻断肠平滑肌细胞乙酰胆碱调节下的去极化反应，临床上常常用来治疗 IBS 的腹痛和餐后腹痛，也用于腹泻的治疗。对于便秘为主的患者，精神因素明显及某些女性患者疗效较差。国内临床常用的药物有颠茄、阿托品、山莨菪碱和溴丙胺太林等。其不良反应有尿潴留、心率加快、口干、青光眼等。

（4）钙通道阻滞药：可松弛痉挛的胃肠平滑肌，这类药物（如硝苯地平）常用于治疗肠易激综合征患者的腹痛。最近研究发现，有些钙通道阻滞药，如匹维溴铵、奥替溴胺，可选择性地作用于消化道平滑肌，特别是小肠和结肠，被称为选择性消化道钙通道阻滞药。如匹维溴铵仅作用于胃肠道平滑肌，对心肌、血管平滑肌无明显作用。匹维溴铵阻滞平滑肌细胞表面电位依赖性钙离子通道，能使肠易激综合征患者胃肠平滑肌峰电位数量减少，解除平滑肌痉挛，抑制餐后结肠运动反应，减轻无益的肠道痉挛性收缩，增强生理性蠕动，对很多药物引起的胃肠平滑肌收缩也有抑制作用。匹维溴铵的用法是，每次 50mg，每日 3 次，疗程为 2～4 周。

（5）胃肠动力相关药物：洛哌丁胺，2～4mg，每日 4 次，可抑制肠蠕动，止泻效果良好。多潘立酮是一种多巴胺受体拮抗药，可促进胃、十二指肠排空和减弱胃结肠反射，每次 10mg，每日 3 次。西沙必利通过对 5-HT$_3$ 受体的拮抗和 5-HT$_4$ 受体的激动增加肌间神经丛节后纤维的乙酰胆碱的释放，对全胃肠动力有刺激作用。用法是每次 10mg，每日 2～4 次。红霉素可作用于胃动素受体，刺激胃、小肠和结肠运动，并已开发出其强效衍生物 Motilide，可能有类似西沙必利的作用。β受体拮抗剂，如普萘洛尔，可增强直肠、乙状结肠的收缩，使肠腔内压力升高，可试用于腹泻型患者。

（6）激素和胃肠肽制剂：生长抑素的类似物善宁可抑制大多数胃肠激素的释放，从而减少胃肠运动过程中的某些刺激因素。近来发现它可提高 IBS 患者的痛阈。阿片肽拮抗药对减轻腹痛和改善排便有一定的作用，但目前尚处于试用阶段。Leupromide 是一种促性腺激素类似物，可影响女性排卵周期，对伴随于女性月经周期出现或加重的症状（如恶心、胃排空减慢、大便紊乱、腹痛等）有一定疗效。

第十四章

胃肠疾病的常用药物

消化系统药物主要分为助消化药、抗酸药及抗消化性溃疡药、泻药和止泻药、止吐药及胃肠动力药。

一、胃黏膜保护剂

硫糖铝制剂是胃黏膜保护剂，也就是能够起到保护胃部的作用，因为使用硫糖铝制剂之后，就能与胃黏膜的蛋白质相互影响，形成一层保护膜，这种保护膜可以隔绝胃酸，就避免了胃酸对胃黏膜持续的损伤。

二、抗酸药

抗酸药大多为弱碱性的镁盐或铝盐，口服后能中和患者过多的胃酸，解除胃酸对于胃及十二指肠黏膜的损伤，常见的如碳酸氢钠、氢氧化铝、三硅酸镁、氧化镁等。

三、胃酸分泌抑制药

胃酸分泌抑制药又可分为 H_2 受体拮抗剂、M_1 胆碱受体拮抗剂、促胃液素受体拮抗剂、胃壁细胞质子泵抑制剂。是目前临床上使用最为广泛的一类消化系统药物。

1. H_2 受体拮抗剂　是治疗消化性溃疡的重要药物。用药数周后患者体内胃酸和胃蛋白酶会有所下降。常用药物有西咪替丁、雷尼替丁、法莫替丁等。

2. M_1 胆碱受体拮抗剂　能选择性地拮抗胃壁细胞的 M_1 胆碱受体，抑制胃酸分泌。常见有哌仑西平,主要用于胃及十二指肠溃疡,缓解疼痛,并能降低抗酸药的用量。

3. 促胃液素受体拮抗剂　如丙谷胺,可竞争性拮抗促胃液素受体,减少胃酸分泌,从而起到对于胃黏膜的保护作用。

4. 胃壁细胞质子泵抑制剂(PPIs)　是治疗消化性溃疡较为有效的一类药物,目前在临床上被广泛使用。抑酸作用起效快,持续时间长、服用方便。

四、胃肠解痉止痛药物

胃肠解痉药又称抑制胃肠动力药,胃肠解痉药临床常用于胃肠痉挛、胆道痉挛、胆结石等。另外此类药物可舒张胃肠平滑肌,使其蠕动减慢,有利于促进溃疡面愈合,故可以辅助治疗胃及十二指肠溃疡、胃炎、胃酸过多、胰腺炎等疾病。临床常用药物有颠茄、山莨菪碱、阿托品等。

五、助消化药物

助消化药大多为消化液中的主要成分,如稀盐酸、胃蛋白酶、胰酶、淀粉酶、乳酶生等,适用于消化道分泌功能减弱或消化不良的患者,起到促进食物被消化的目的。

助消化药的合理使用,应当注意:

1. 胃蛋白酶必须在酸性条件下才能发挥作用,故常与稀盐酸合用,但不宜与硫糖铝等碱性药物同服。

2. 干酵母和乳酶生的不良反应较少,但也不可过量服用,腹泻是常见的副作用。

3. 胰酶所致的不良反应,偶见腹泻、便秘、恶心及皮疹,该类药物在酸性条件下较易被破坏,所以最好服用肠溶衣片(能在碱性的肠道环境中崩解析出),不可咀嚼,应用水温不高的开水送服,整片吞服。

4. 抗菌药物和吸附剂可抑制助消化药的药物活性,甚至导致药物失效,因而助消化药物不宜与抗菌药物(如四环素、红霉素、氟喹诺酮类、黄连素等)或吸附剂(活性炭、铁剂、钙剂等)联合使用,如一定要合用应至少间隔 2～3h。

5. 特别提醒,多潘立酮是增加胃动力药物,主治恶心、呕吐,并非助消化药(普通助消化药物只有在消化不良症状出现后才会服用,所以一般为餐后服用),且短时间、小剂量用药。

六、胃肠动力药

胃肠动力药是根据消化道运动失调的原因来进行对因治疗的一类药物。常见的有甲氧氯普胺（胃复安）、多潘立酮（吗丁啉）、昂丹司琼等。通常在餐前 15～30min 服用，这样当进食时,血液中药物浓度恰好达到高峰。

七 、泻药

泻药是能增加肠内水分,促进肠蠕动,软化粪便或润滑肠道,从而促使排便的一类药物,临床上主要用于治疗功能性便秘。常见的药物有硫酸镁、酚酞、液状石蜡等。

八、止泻药物及微生态制剂

止泻药是指通过减少肠道蠕动或保护肠道免受刺激而达到止泻作用的一类药物。常见的药物有蒙脱石散、复方樟脑酊、地芬诺酯、洛哌丁胺。

蒙脱石散对消化道内的细菌、病毒及其产生的毒素、气体具有极强的吸附作用,从而起到止泻的目的。在服药时,胃药、止泻药应尽量与抗菌药物分开服用,至少与其他药物间隔 1h 后再服用。

九、抗菌类药物

阿莫西林,针对感染性的消化道疾病有很强的治疗效果。尤其是幽门螺杆菌感染引发的消化道问题较为严重,通常也就需要在保护消化道功能的同时,使用阿莫西林来进行抗菌治疗。

十、抗幽门螺杆菌药

幽门螺杆菌感染是引起消化性溃疡的主要原因,尤其是慢性胃炎的发生与之关系非常密切,临床上单药治疗效果比较差,一般为多药联合治疗。目前临床上最常用的四联用药方案为:阿莫西林＋兰索拉唑（或奥美拉唑）＋克拉霉素＋铋盐。